걸리면 진짜 안 돼? 코로나 19.

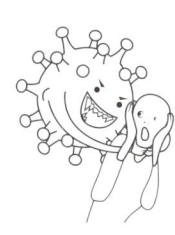

걸리면 진짜 안 돼? 코로나 19,

서주현 지음

프롤로그
코로나19 대확산을 막는 것의 의미를 다시 생각한다

　중국 후베이성 우한시에서 발생한 것으로 추정되는 신종 코로나19 바이러스로 인한 사망 환자들로 전 세계가 공포에 떨고 있다. 지리적인 것뿐만 아니라 경제적인 부분에서도 밀접한 관계가 있는 대한민국 국민들은 중국 국민 다음으로, 공포에 떨고 있다. 뉴스는 연일 신종 코로나19에 대한 이야기만 한다. 확진자에 번호를 붙이고, 동선과 치료 상태를 발표한다. 확진자가 우리 동네를 왔다갔다는 보도가 나올 때마다 사람들은 패닉에 떨고 있다.

　나는 감염을 전공한 사람도 아니고, 이 분야의 전문가도 아니다. 이 글 또한 코로나19에 대한 논문이 아니라 기존의 이론과 상식을 바탕으로 내 개인적인 생각이 합리적인지 돌이켜 보는 글이다. 나의 의문은 코로나19 바이러스 때문에 사회 각 분야가 마비되는 것이 과연 옳은가, 그리고 코로나19 바이러스가 그렇게 무서워해야 할 생명체인가부터 시작되었다. 함부로 글을 쓰기 어려워서 우리나라 감염내과의 가장 어르신이란 분의 말씀도 들어 보았다. 그 분은 지금 이렇게 지역사회로 퍼졌기 때문에 열이 나거나 감기 기운이 있는 사람들은 잠재적 환자로 생각하고 검사를 다 해야 한다는 취지의 말씀을 하셨다. 사실 우리 중 어느 누구도 100퍼센트 진실을 알지 못하므로 그 분의 말씀도 일면 맞을 것이다. 하지만 이로 인해 삐걱대는 병원 시스템과 경제적인 영향과 지역공동체의 균열을 불러온 심각한 불신의 늪은 어떻게 할 것인가? 마치 수능시험을 100일 앞둔 수험생이 언어영역 점수가 유난히 안 나온다고 국어 선생님을 찾아가서 저는 언어영역을 어떻게 공부하면 좋을까요? 라고 물었더니 이렇게 대답하는 형국이다.

"아주 쉬워. 언어영역만 공부하면 돼. 하루 종일 밥도 안 먹고 다른 과목은 공부하지 말고."

구더기 무서워 장 못 담근다지만 그럼에도 어떻게 장을 담그는지가 아니라 구더기가 얼마나 무서운지에 대해서만 이야기하는 것 같다. 누가 나에게 지금 이 사태를 가장 짧게 정리하라고 한다면 '감기 바이러스가 벌인 대국민 사기극'이라고 말하고 싶다. 이 말이 다소 과격하게 들릴지도 모르지만 주요 일간지에 자주 나오는 낚시성 제목에 비하면 온건하다고 생각한다.

"노인들은 감기만 걸려도 돌아가실 수 있다."

이 말을 들어본 적이 있을 것이다. 호흡기 바이러스는 감기도 일으킬 수 있지만 치료가 잘 안 되었거나 몸이 약한 경우 폐렴까지 이르게 할 수 있다. 폐렴은 치료가 되기도 하지만 누군가는 폐렴으로 사망하기도 하기 때문에 나온 말일 것이다. 세균에 감염되면 항균제를 써서 치료하지만 바이러스 감염에서는 원래 항바이러스제를 쓰지 않았다. 건강한 사람이라면 본인 면역력으로도 이길 수 있기 때문이다. 항바이러스제는 특정 바이러스나 특수 상황에만 사용하는 것이 원칙이다.

코로나바이러스는 원래 있던 바이러스이다. 감기 걸리는 아이들 콧물에서 바이러스를 검사하면 상당수 검출된다. 소아청소년과에서 실비보험을 든 민간보험 환자들에게 16종의 바이러스를 검출해 주는 검사를 한다. 이 검사는 열이 나는 원인 바이러스를 찾는 검사이다. 부모들이나 맘카페에서 자주 거론되는 '아데노 바이러스 감염'이니 '독감'이니 하는 것도 이 검사가 상용화된 이후로 나온 진단명들이다. 그 전에는 모두 그냥 감기였다.

그 16가지 바이러스에 아데노바이러스도 있고 인플루엔자(독감) 바이러스도 있고 코로나바이러스도 있다. 코로나바이러스가 다른 바이러스보다 폐렴에 잘 걸리게 하거나 치사율이 높은 바이러스는 아니다. 우한에서 원인불명의 폐렴으로 인한 사망자가 많이 나오자 그 환자들을 검사했더니, 코로나바이러스가 나왔는데 지금까지 밝혀진 코로나바이러스 종류와 달라서 신종 코로나바이러스라는 이름이 붙었다. 사실 이것만으로 신종 코로나바이러스가 폐렴과 사망의 원인이라고 결론내리는 논리도 이해가 안 된다. 다른 세균이나 바이러스도 많이 검출되었을 텐데도 그건 이미 밝혀진 것이고 신종 코로나바이러스만 처음 보는 것이라서 원인으로 파악했을지도 모른다. 이것이 진정한 사망 원인이라면 우리나라에선 왜 사망은커녕 감기 증상도 안 보이는 사람들이 많은 걸까?

일 년이 넘는 기간 동안 사망은커녕 감기 증상도 안 보이는 '확진자' 확산을 막기 위해 모든 노력을 해온 것 같다. 학교는 휴교, 학원은 휴강, 행사는 취소, 음식점 및 관광업은 파탄, 공장도 홈쇼핑도 폐쇄. 그럼에도 불구하고 확진자는 계속 나오고 있다. 그 확진자가 스쳐 지나간 곳에 있었다는 이유만으로 미움 받고 경계의 대상이 되기도 한다. 자진 신고하는 사람은 고마운 사람이 아니라 싸돌아다닌 천하의 죽일 인간이 되고 있는 형국이다.

진짜 참을 수 없는 것은 병원들의 태도다. 심장마비가 임박한 급성 심근경색 환자를 중국에서 온 지 며칠 되지 않았다는 이유로 치료를 하지 않아 골든타임을 놓쳤다. 동네 의원뿐 아니라 큰 병원에서도 열이 나는 환자는 진료를 하지 않겠다고 했다. 원격진료는 불법인데 증상 발생시 병원에 오지 말고 전화로 상담하라고 했다. 열이 나는 환자는 진료를 거부당했고 큰 사고를 당하거나 심장질환, 뇌졸중처럼 빨리 치료해야 하는 환자들조차 골든타임을 놓쳤다. 코로나19로 사망하는 사람보다 다른 질환으로 사망하는 사람이 훨씬 더 많은데도 상황은 변하지 않는다. 오직 코로나19에만 집착하고 있는 이 현상이 과연 정상적이고 합리적인 것일까.

질병관리본부에서 코로나19 바이러스가 검출된 사람에게 공식적으로 쓰는 용어가 '확진자'라는 표현이다. 그러나 확진자라는 말은 옳은 표현이 아니다. 100퍼센트 정확한 검사는 없기 때문이다. 내가 검사를 개발한 사람이 아니기에 검사가 정확히 어떻게 이루어지는지에 대한 이야기를 할 수는 없다. 다만 일반적인 감염과 검사를 예를 들어 판단을 하고자 한다.

세상에는 수많은 병원균(병의 원인이 되는 균)이 있다. 그러나 모든 병원균이 전부 다 병을 일으키는 것은 아니다. 바이러스도 마찬가지이다. 우리 손에도 많은 세균들이 살고 있어서 손을 잘 씻으면 건강에 도움이 된다. 하지만 손에 있는 세균이 손 자체에 병을 퍼뜨리거나 증상을 일으키지는 않는다. 코나 입으로 들어가면 병에 걸릴 확률이 높아지지만 100퍼센트인 것은 아니다. 코, 입, 기관지에도 어느 정도 방어역할이 있기 때문이다.

몸속에 균이나 바이러스가 들어간다고 다 병을 일으키거나, 다른 사람에게 전파가 되는 것은 아니다. B형 간염 보균자는 간염에 걸리지 않는 상태로 계속 지낸다. 하지만 이 바이러스를 없앨 수도 없다. 그냥 그렇게 사는 것이다. 유산균을 먹었다고 해서 유산균이 몸속에서 증식되어서 감염을 일으키는 것은 아니다. 정상인의 대변 속엔 균이 있지만 그 균들이 뱃속을 돌아다니면서 증식하거나 병을 일으키진 않는다. 콧속에도 어느 정도의 세균과 바이러스가 항상 살고 있지만 그들이 항상 증식하거나 병을 일으키는 것도 아니다. 그래서 세균 검사를 해서 세균이 확인되었더라도 그 균이 병의 원인이라고 판단하지 않는 것이다. 수일간 걸리는 배양검사를 통해 균이나 바이러스가 빠른 속도로 증식되는지, 그냥 죽은 채로 얌전히 잘 있는지, 환자가 그 감염에 합당한 증상이 있는지를 종합해서 판단하며, 필요시는 배양검사도 1회만 나가지 않고 2~3회씩 시행한다. 세균이나 바이러스로 인한 감염임을 판단하는 일은 절대 쉬운 일이 아니다. 이런 상식을 종합해 생각해보면 확진자의 몸에서 코로나19 바이러스가 나왔다는 이유만으로 위험인물로 분류할 수 없다는 건 명백한 일이다.

백신에 대한 이야기를 해보자. 특정 바이러스를 제외하고 바이러스를 잡는 약은 원래 없다. 예를 들어 세균성 폐렴인 경우 항생제를 쓴다. 그러나 항생제는 세균을 잡는 약이지 폐렴을 치료하는 약은 아니다. 즉 항생제만 쓴다고 낫는 게 아니라 기침을 치료하고, 가래를 제거하고, 산소를 투여하고, 호흡을 보조해야 한다. 바이러스와 세균만 죽인다고 기침, 가래, 호흡곤란이 나아지지 않는다. 즉 폐렴 치료에서 바이러스나 세균을 죽이는 치료는 일부분이다. 따라서 코로나바이러스에 대한 약이 개발되지 않은 것과 폐렴을 치료하지 못하는 것은 완전히 다른 문제이다.

극단적으로, 코로나19 바이러스로 사망할 경우가 생겨도 내노시에서 교통사고로 사망할 확률보다 훨씬 낮다. 오히려 코로나19 사태로 인해 생존과 생계의 위협을 느끼고 인간관계의 갈등이 극심해진 것이 더 문제이다. 내가 가장 걱정하는 건 코로나19 바이러스의 위협이 아니다. 이런 일이 3~4년 간격으로 계속 반복될 텐데, 그 때마다 이렇게 살아야 하는 것일까?

사스, 신종 플루, 메르스, 코로나19에 이르기까지, 항생제에 내성이 생기는 새로운 세균이 계속 나타나듯 새로운 바이러스는 계속 나타날 것이다. 좋은 치료제를 개발해도 새로운 바이러스들이 출현하는 것을 막을 수 없다. 생태계의 파괴가 심각한 정도인 현재 상황에서 3-4년 간격으로 새로운 바이러스가 나타난다면 그때마다 모든 경제활동을 중단시키며 살아갈 것인가?

감염 전문가들이나 질병관리본부에서는 역학이 주 관심 분야이고, 당연히 대유행을 막아야 하는 것이 기본일 것이다. 그러나 대유행을 막기 위해 천문학적인 인적 물적 자원이 필요하다면 사망률과 중증도를 고려해서 자원을 분배해야 한다. 감염병을 재난이라고 생각한다면 더욱 그렇다. 실제로 화재나 지진, 건물 붕괴 등 다수 사상자가 발생하는 상황에서는 환자 한 명 한 명에게 최선을 다해서 치료하지 않는다. 그것이 결국 더 많은 사상자를 야기하기 때문에, 생존 가능성이 거의 없는 환자, 빨리 치료해야 하는 환자, 조금 천천히 치료해도 되는 환자 등으로 3~5단계 분류를 한 후 치료하게 된다. 그것이 가장 많은 환자를 효율적으로 살릴 수 있기 때문이다. 다수 사상자를 완벽하게 치료하기 위해 전국의 의료진을 다 모으거나 원래 다른 질환으로 치료받아야 하는 환자들을 포기할 순 없다. 바이러스의 대유행을 재난상황으로 받아들인다면 다른 환자에게 불이익이 되거나 생산, 교육, 문화, 경제, 등 각 부분에 피해를 주는 행위는 당연히 최소화해야 하며, 국민들의 불안감까지 고려해야 한다.

확진자 동선을 피하거나 확진자가 발생했다는 이유로 폐쇄하는 정책으로는 코로나19 바이러스와 싸워서 절대 이길 수 없다. 오히려 코로나19 바이러스 때문에 중증 외상, 심정지 등 응급 환자들의 진료에 차질이 생기게 하는 시스템을 스톱해야 한다. 현재의 시스템이 코로나19 바이러스의 확산을 막을지는 몰라도 코로나19 바이러스로 인한 중증 환자의 합병증이나 사망을 감소시키는 데 어떤 도움도 되지 않기 때문이다.

추천의 글

2020년 1월 이후 우리나라를 포함해 전 세계 모든 나라에서 COVID-19라는 전대미문의 팬데믹을 재난 상황으로 인식하고 이를 막기 위해 행정적, 사회적, 의료적 총력을 기울이고 있습니다. 재난의학에서는 "성공적으로 극복한 재난은 재난이 아니다."라는 말을 씁니다. 평소의 인적, 물적 자원으로는 해결이 안 될 정도로 엄청난 사상자와 재산피해를 야기하는 것을 재난이라고 하기 때문입니다. 이런 상황에서 인명피해와 재산피해를 최소화하기 위해 의학적으로 고민하는 것이 재난의학의 임무라고 할 수 있습니다.

서주현 교수는 중견 응급의학과 전문의로서 코로나19 팬데믹 이후의 응급실과 선별진료소의 문제점에 대해 누구보다 깊은 관심을 가지고 있으며, 열악한 선별진료소의 환경과 시행착오적 의료자원 배분의 불균형으로 인해 응급환자를 진료하며 발생하는 어려움을 몸소 체험한 분입니다. 24시간이 부족할 정도로 숨가쁘게 돌아가는 응급실이라는 환경에서는 일반적 진료와 달리 '중증도, 긴급도 분류'를 통해 빠른 응급처치 및 치료가 필요한 환자들을 우선적으로 진료하고 있습니다. 응급실 과밀화도 작은 재난 상황이기 때문입니다.

이 책을 추천드리는 이유는 다음과 같습니다. 첫째, 딱딱하고 의학적인 내용이고 비판적인 논조임에도 불구하고 직접 겪은 사례를 중심으로 쉽고 재미있게 풀어냈습니다. 둘째, 응급의학 전문의이자 실질적인 방역과 진료를 시행한 의사로서 코로나19 방역의 현재 상황과 문제의식을 공유하고, 이를 바탕으로 개선 방향을 공론화하기 위한 목적으로 쓰였습니다.

이 책이 코로나19 팬데믹 사태를 겪으며 행해진 여러 가지 정책들에 대해 성찰과 반성을 불러일으킴과 동시에, 이후 유사한 신종 감염병이 발생할 경우 '성공적으로 극복한 재난'은 아니더라도 '덜 실패한 재난'으로 마무리할 수 있도록 작은 길을 제시하며, 기본 방역 수칙을 잘 지키고 과도한 공포심에서 벗어나 우리의 일상을 되찾는 데 도움이 되기를 바랍니다.

대한재난의학회장 김인병

프롤로그 코로나19 대확산을 막는 것의 의미를 다시 생각한다 - 4

추천의 글 - 12

코로나와 응급진료

1 확진자, 양성 그리고 감염환자	19
2 정확도 90퍼센트 VS 정확도 99퍼센트	24
3 무증상은 몇 퍼센트일까?	29
4 코로나19는 재난일까, 아닐까?	33
5 선별진료소에서 생긴 일1_선별진료소는 어떤 곳인가?	38
6 선별진료소에서 생긴 일2_뇌를 찌른 죄로 경찰서에 가다	52
7 무증상이 확진이고 유증상은 음성이라고?	62
8 선별진료소의 겨울1_시약은 얼고, 고글은 날아가고	69
9 선별진료소의 겨울2_영하 13도에도 아기는 밖에서 떨어야 했다	77
10 자가격리자들의 2주일	83
11 응급의학과 의사, 쌍꺼풀 수술 실밥을 풀다	88
12 소방, 보건소의 끝이 없는 고생	92
13 검사 결과는 조작할 수 없다	99
14 살려주세요, 응급실과 중환자실!	105
15 응급환자의 기준이 바뀌다	110
16 코로나 잡으려다 장염 키웠네	118
17 코로나19는 사망 원인, 백신은 사망과의 인과관계 불명	123
18 스스로 존재의 이유를 거부한 병원	128
19 코로나19와 원격진료	135
20 필수 예방접종에 대한 의구심	139

2
코로나로 멈춘 세상

1 의료진 '덕분'이라지만	146
2 오늘이 가장 좋은 날	151
3 땡전뉴스, 땡코뉴스	157
4 코로나19 사망 하루 4.3명, 자살 하루 28.7명	161
5 감염전문가 말만 들으면 안 되는 이유	166
6 코로나19 환자는 범죄자가 아니다	173
7 모든 곳에서 열 체크를 하는데도 확진자가 줄지 않는 이유	179
8 방역, 최악의 실수-학교 폐쇄	184
9 방역, 두 번째 실수-무한 검사	190
10 아무도 코로나19 검사를 하지 않는다면	196
11 전 국민이 코로나19 확진자가 된다면?	201
12 전 세계는 지금 기승전백신	208
13 누가 봐도 공평하지 않은 거리두기 정책, 진짜 이유는?	212
14 코로나19 감염위험 판단 기준은 '친한 정도'	219
15 코로나19에 들어간 돈, 세상에 공짜는 없다!	226

감사의 글

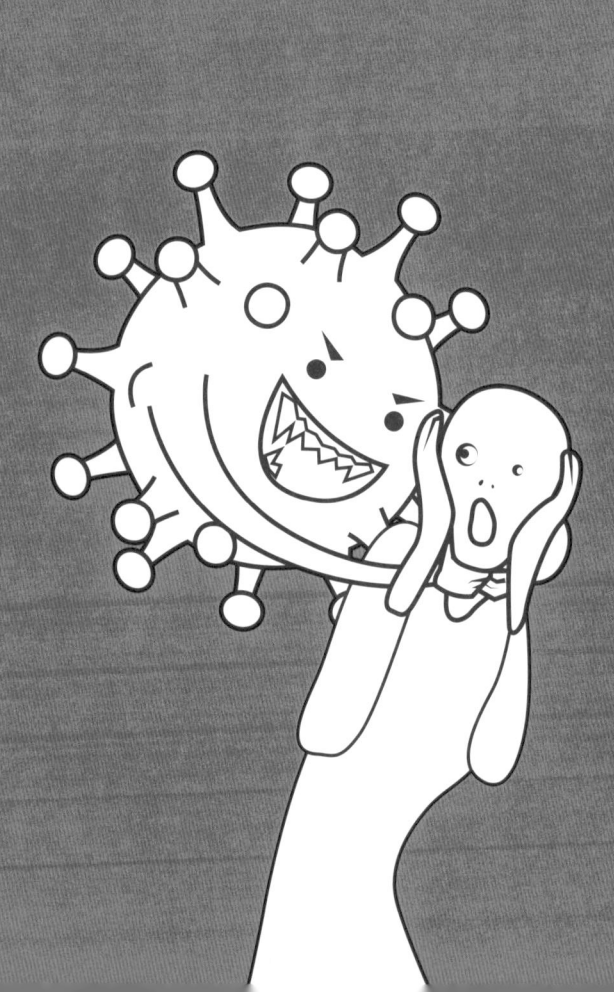

1

코로나와 응급진료

용어설명

코로나19 : 코로나바이러스감염증-19, 영어 표현은 COVID-19 이나 우리나라에서는 공식적으로 코로나19로 통용하기로 하였다.

RT-PCR : 중합효소연쇄반응, real-time polymerase chain reaction. 바이러스의 유전자를 증폭해서 검출하는 방법으로 바이러스 감염 여부를 알아내는 방식. 지난 1년간 우리나라의 보건소, 의료기관 등에서 시행하는, 1~2일 내 검사결과를 확인할 수 있는 방식으로 보통 '코로나 검사'라고 하는 것이 이것이다.

방역 당국 : 중앙재난안전대책본부(정부 산하), 중앙사고수습본부(보건복지부 산하), 중앙방역대책본부(질병관리청 산하)를 이 책에서는 '방역 당국'으로 통일하여 기술하였다.

확진자, 양성
그리고 감염환자

 코로나19에 대한 글을 쓰기 시작하면서 놀라운 사실을 한 가지 알게 되었다. 문서작업을 할 때 주로 사용하는 프로그램인 마이크로소프트사의 '워드'나 한글과컴퓨터사의 '한글'에 '확진자'라는 단어를 입력하면 붉은 선이 그어진다는 것이다. 즉, 사전에 없는 말인 오타로 분류되는 것이다. 좋게 말하면 '신조어'고 나쁘게 말하면 '말이 안 되는 소리'다.

 오타로 분류되든 신조어로 받아들여지든 현재 '확진자'라는 용어 없이 생활하는 일은 상상조차 할 수 없는 일이 되어버렸다. 그렇다면 '확진자'란 과연 누구를 말하는 것일까? 일단 통용되는 뜻을 살펴보면 '검사에서 처음 양성이 나온' 사람을 의미하는 듯하다. 검사는 통상 'RT-PCR 검사'를 뜻한다. 검사 결과 양성으로 판정되면 묻지도 따지지도 않고 확진자가 되는 것이다.

이 글을 읽는 분들 중에서도 확진자로 판명되었던 분들이 있을지 모르겠다. 확진자 중 98퍼센트는 사망하지 않았고, 잘 나았거나 심지어 이예 증상조차 없었기 때문이다. 반면 확진이라는 말에 이런 반응을 하시는 분도 있을 것이다.

'세상에! 확진이라니! 평생 무서운 합병증에 시달리면 어떡하지?'

코로나19가 여전히 남의 나라 일처럼 여겨지는 분들도 있을 것이고 두려움에 떨며 외출을 최대한 자제하는 분들도 있을 것이다. 개인마다 확진자의 의미는 다르겠지만, 개인의 생각과 감정 여부를 떠나 어쨌든 확진자는 검사에서 양성이 나온 사람들을 뜻한다.

글의 서두부터 검사에 대한 이야기를 하는 이유가 있다. 확진자로 분류되더라도 증상이 더 이상 진행되지 않으면 격리해제가 된다. 다 나았고 감염력이 없는 쪽으로 분류가 되어 생활을 해도 된다는 권고를 받는다. 하지만 RT-PCR 검사는 민감도가 매우 높은 검사이다. 검사결과 확진으로 나오면 개인의 체질에 따라 두 달, 길게는 석 달까지도 양성이 나온다. 질병관리청에서 "당신은 더 이상 코로나19 환자가 아닙니다!"라고 말해준들 어떤 회사도 학교도 사회집단도 병원도 그를 받아주지 않는다. 격리해제나 완치는 뉴스 혹은 질병관리청 홈페이지에만 있는 개념이지 검사해서 양성이 나오면 그냥 확진자일 수밖에 없다. 한 번 확진자가 되면 두세 달 후에도, 아니 영원히 확진자가 되는 것이다. 어떻게 그럴 수가 있냐고, 어처구니없는 일이라고 할지 모르겠지만 현실이 그렇다.

감염증이 의심되어 병원에서 진료를 받거나 입원을 하는 경우 배양검사를 포함해 병원체를 밝혀내는 검사들을 시행한다. 나는 진단검사의학을 전공하지도 않았고 미생물학을 전공하지도 않았다. 단지 환자를 진료하는 임상의사이며, 특히 검사 결과를 기다릴 시간적 여유도 없이 환자의 모습만 보고 판단해야 하는 응급의학과 의사인지라 이 분야에 대해서는 솔직히 잘 모른다.

하지만 미생물 검사의 기본 원칙은 병원체가 동정, 검출되었다고 해서 그것이 온전히 감염의 원인이라고 생각하지 않는다는 것이다. 단순한 오염일 수도 있고, 증상과 맞지 않거나 무증상인 경우 선후관계를 판단해서 병원체가 정말로 감염병의 원인인지 고려한다. 설령 원인이 맞다 하더라도 무조건 항생제를 쓰는 것도 아니다. 항생제를 쓰는 게 효과적일 때도 있지만 반대로 항생제로 인해 오히려 내성을 유발하는 상황에 놓일 위험도 있기에 다양한 각도에서 여러 가지 사항을 따진 후에야 결정한다.

그런데 왜 유독 코로나19는 병원체가 나오면 무조건 다 확진자가 되는 것일까? 왜 기존의 감염병과는 전혀 다른 방법으로 해석하는 것일까? 손에서 세균이 검출되었다고 전부 다 세균에 감염된 것은 아니고 대변에서 대장균이 나왔다고 전부 다 대장균에 감염된 것도 아니다. 설사하는 환자의 코에서 호흡기 바이러스가 검출되면 "이 바이러스는 colonization(집락형성:군집으로 모여 있지만 무생물체나 생물체 위의 표면에 조직 침투나 손상 없이 형성되어 있는 것)이고 설사 증상은 다른 병원균에 의한 것입니다!"라고 하면서 코로나19가 검출되면 "코로나19는 너무나 다양한 증상을 나타내는 바이러스라 호흡기 증상뿐만 아니라 설사까지 일으키는군요!"라고 한다. 그러고 나면 바로 뉴스 헤드라인 기사에 '코로나19, 설사 증상도 일으켜!'라고 나오는 것이다.

10여 가지나 되는 기저질환이 있고 내성균을 포함한 온갖 세균과 바이러스로 인해 폐렴, 요로감염, 장염 등을 앓고 있으며 거동도 할 수 없고 대화도 할 수 없는 상태로 누워 지내는 분들의 콧속에서 코로나19가 검출되는 순간, 모든 기저질환과 감염증은 통째로 지워진 채 코로나19 확진자가 되어 사망하면 사망 원인이 '코로나19'가 되는 이유는 도대체 무엇일까?

상식적으로 생각해도 이상한 일이지 않은가. 의학을 전공하지 않은 사람이라도 이런 현상에 한 번쯤은 의문을 품을 만할 것이다. 이런 일이 과연 정상적인 사고체계에서 가능한 것인지 말이다.

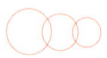

정확도 90퍼센트
VS
정확도 99퍼센트

2020년 어느 날, 경기도 고양시에서 버스를 탔다. 하차를 하려고 문 앞으로 나왔는데 유리창에 코로나19 검사법에 대한 설명이 쓰여 있는 광고가 붙어 있었다. 선제 검사를 확대하면서 여러 가지 검사방법을 도입한 듯했다. 경기도 고양시의 경우 보건소뿐만 아니라 유동인구가 많은 3개 전철역과 그 외 몇 곳에 임시 선별 검사소를 설치했으며 선별 검사소에서는 두 가지 방법으로 검사를 한다는 내용이었다. 그런데 검사방법이 두 가지였다. 하나는 검사를 하고 30분 후에 결과가 나오는 방식인데 정확도가 90퍼센트였고, 또 하나는 결과가 다음 날 나오는 방식인데 정확도가 99퍼센트였다. 두 가지 중에서 선택을 할 수 있다는 것이다(2020년 12월 기준 고양시 공지사항. 2021년 1월, 검사 방법이 한 가지로 통일되었다_저자 주).

정확도 90퍼센트와 99퍼센트. 어느 것이 더 좋은 검사방법일까? 당연히 99퍼센트가 더 정확하고 좋은 방법이라고 생각할 것이다. 그러나 엄밀히 말하자면 둘 중 뭐가 더 좋다고 말할 수 없다. 검사방법에 '정확도'란 말은 없기 때문이다. 검사방법에는 '특이도'와 '민감도'만 있을 뿐이다.

한 가지 예를 들어보자. 한 출판사에서 박학다식하고 독해력이 뛰어나며 글도 잘 쓰는 편집자 10명을 뽑으려고 한다. 그런데 지원자가 100명이었다. 지원한 100명 중에는 출판사에서 원하는 조건을 갖춘 이들이 분명 10명 존재했다. 그렇다면 과연 어떻게 이들을 골라낼 것인가? 얼굴만 봐서는 알 수 없기 때문에 시험을 치러 선별하기로 했다. 면접관 A는 경제, 사회, 정치, 인물, 트렌드와 관련된 주제어가 실려 있는 최신 영어 논문들을 주면서 한 시간 동안 읽고 이를 바탕으로 '출판의 미래에 대한 전망'을 주제로 기획안을 쓰라고 했다. 반면 면접관 B는 초등학교 3학년 국어책을 가지고 와서 한 시간 동안 읽고 가장 재미있게 읽은 부분을 기획안을 쓰라고 했다.

면접관 A의 과제를 수행한 사람은 단 한 명뿐이었다. 100명 안에 포함되어 있었을 다른 9명의 인재들은 90명과 함께 탈락하고 말았다. 9명을 더 뽑으려면 재시험을 봐야 했지만 귀찮다는 이유로 수험표를 무작위로 골라 나오는 번호를 합격자로 뽑았다. 면접관 B의 과제를 수행한 사람은 100명 전체였다. 성적이 같아서 10명만 뽑을 수가 없었다. 난이도를 높여 재시험을 봐야 했지만 역시 귀찮아서 수험표를 무작위로 골라 나오는 번호를 합격자로 뽑았다. 면접관 A도 면접관 B도 원하는 인재를 정확하게 찾지 못한 셈이다.

면접관 A의 방법은 특이도를 높인 방법이다. 확실한 한 명을 찾기 위해서인데 혹시 잘못해서 원하는 기준에 속하지 않는 사람이 뽑히면 안 되기 때문에 비록 적절한 사람이라 하더라도 가차 없이 떨어뜨린다. 반면 면접관 B의 방법은 민감도를 높인 방법이다. 원하는 10명 중 한 명이라도 떨어지면 안 되기 때문에 기준에 부합하지 않는 사람이 있다 하더라도 일단 2배수, 3배수를 뽑는다.

보통 건강검진을 받을 때 피검사로 하는 암 검사나, 임신 기간 중에 하는 양수 기형아 검사 같은 것이 민감도가 높은 검사이다. 피검사를 통해 먼저 2~3배수를 찾아낸 후 정밀검사를 해서 진짜 암인지 아닌지를 감별한다. 피검사에서 암 수치가 올랐다고 암에 걸렸다고 하지는 않는 것이다. 양수 기형아 검사도 비슷하다. 양수검사를 한 후 이상 수치가 보이는 경우에만 정밀초음파나 다른 검사를 통해 기형 여부를 확인한다. 그렇다면 왜 처음부터 정밀검사를 하지 않는 것일까? 비용이 많이 들고 방법이 복잡하기 때문이다. 복잡한 검사는 귀찮아서 안 받을 확률이 높기 때문에 처음부터 정밀검사를 요구하면 오히려 암이나 태아 기형을 놓칠 확률이 커진다.

즉, 민감도가 100퍼센트라도 특이도가 30퍼센트면 정확한 검사방법이 아니고, 특이도가 100퍼센트라도 민감도가 30퍼센트면 정확한 검사방법이 아니다. 그런데 정확도 90퍼센트, 혹은 99퍼센트라는 말은 무엇이 90퍼센트고 99퍼센트라는 건지 정보가 전혀 없었다. 광고 문구에 복잡하고 어려운 말을 쓰면 효과가 떨어지기에 착안한 방법일지도 모른다. 그러나 정확도 99퍼센트라는 뜻이 코로나19 감염환자를 99퍼센트 잡아내는 것뿐만 아니라 엉뚱한 사람들 99퍼센트를 잡아낼 수도 있다는 생각으로 검사에 임하는 사람들은 없는 것 같아 마음이 답답했다.

코로나19 RT-PCR 검사의 경우 민감도는 보통이고 특이도가 높은 검사이며, 비인두(코), 가래, 기타 등 어디에서 채취하는가에 따라 그 값도 차이가 난다고 한다. 그리고 어떠한 검사도 민감도와 특이도가 100퍼센트일 수는 없다고 한다(BMJ 2020;369:m1808 doi: 10.1136/bmj.m1808, 2020년 5월 12일 발간). 이 말이 무슨 뜻이냐면 양성이 나온 사람은 확실히 양성이지만, 음성으로 나온 사람도 사실은 코로나19 감염자일 수 있다는 의미이다.

우리나라에서 RT-PCR 검사에서 양성이 나온 사람은 '확진자 몇 번'이라고 명명하고 병원이나 생활치료센터에 수용한 후 감염력이 없다고 판정되면 격리해제하고 완치자로 명명하는데 전문가가 내린 결정이니 맞을 테지만 완전히 신뢰하긴 어렵다. 완치자들도 2-3개월 정도 RT-PCR 검사에서 여전히 양성이 나오는 것을 1년간 확인했기 때문이다. 이 정도면 특이도가 높은 것이 아니라 민감도가 높은 검사인 것이 아닌가 싶다.

결론적으로 정확도 99퍼센트라는 말은 정확한 표현이 아니라는 것이다. 어떠한 검사방법도 100퍼센트 믿을 수 없는 것인데, 검사 결과에 따라 삶의 희비가 크게 오가는 이 검사를 왜 너도 나도 다 받아야 한다고 강조하는지 지금도 여전히 의문이다.

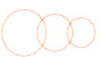

무증상은
몇 퍼센트일까?

"무증상은 몇 퍼센트인가요?"

이 질문에 대한 정답은 '아무도 모른다'이다. 보고서에 따라 20~99퍼센트 등 다양하게 이야기가 나오고 있지만 정확하게 아는 사람은 아무도 없다. 코로나19를 별 것 아닌 것으로 생각하거나, 정치적으로 일부러 공포 분위기를 조성한다고 믿는 사람들은 연일 보도되는 확진자 수를 그대로 받아들이지 않고 이렇게 묻는 일이 많다.

"그래서 증상이 있는 사람이 몇 명이라는 거야? 다 무증상이니까 얘기 못하는 거 아냐?"

증상이 있는 사람의 수는 나오지 않은 대신 누적 확진자 수가 많아지고 병상이 부족하다는 이야기가 나오던 2020년 11월쯤부터 위험 환자수와 중증 환자수가 나오기 시작했다. 그러니 코로나19를 엄청나게 조심하고 걱정하는 사람들은 일단 코로나19로 확진이 되면 "사망할 수도 있겠네. 무섭긴 무서운데 어떤 증상이 있는지 알려줘야 검사를 받지. 저렇게만 보도하면 어떻게 해? 나라가 잘못하고 있는 거 아냐?"라고 생각할 테고, 코로나19쯤이야 별 것 아니라고 생각하는 사람들은 "사망자 빼고는 다 무증상인 거 아니야? 공포 분위기 조성하려고 일부러 어떤 증상인지 안 알려주는 거 아냐?"라고 생각할 수도 있을 것이다.

결론부터 말하면, 증상이 있는 사람의 수를 모르는 이유는 증상을 통계 낼 수 있는 방법이 없기 때문이다. 코로나19로 의심되는 환자를 진료하면 '감염병 신고서'를 작성하게 되어 있다. 신고서에 의심 진단명(신종호흡기감염증후군)을 입력하고, 환자의 인적사항과 발병일 등을 표시하고, 검사결과 양성, 음성, 진행 중을 골라서 표시하고, 생존, 사망 중 골라서 표시를 한다. 그렇기 때문에 양성이 몇 명인지와 사망자가 몇 명인지만 알 수 있는 것이다. 그 외 의료기관이 아닌 보건소나 임시 선별 검사소에서는 검사만 하기 때문에 무슨 증상 때문에 검사하는지를 알 수조차 없다. 심지어 검사 장려 기간에는 익명으로 전화번호만 가지고 검사하기도 했다.

물론 감염병 신고서에 주관식으로 검사 이유나 증상 등을 쓰는 항목이 있긴 하다. 그러나 설문조사나 통계조사를 한 번이라도 처리해본 사람은 알 것이다. 최종 결과를 낼 때 주관식 문항은 빠지는 데다 몇 백 명 내지 몇 만 명을 대상으로 하기에 결국 객관식 문항만 통계처리가 가능하다는 것을 말이다. 게다가 조사를 한 달에 한 번 하는 것도 아니고 매일 하는데 주관식 문항은 채점기준도 명확하지 않고 신뢰도도 떨어진다. 의도적으로 증상을 숨기고 보도하는 것이 아니다.

중증 환자의 수가 보도된 이유 또한 국가지정격리병상을 중증도에 따라 층화구분해서 운영하면서 가능해진 것이다. 환자 한 명 한 명의 증상을 묻고 어떤 기준부터 중증인지 정하고 정교하게 보도하는 것 자체가 어렵고 사실 그렇게까지 할 필요도 없다.

내가 만난 환자는 무증상이 거의 대부분이었다. 물론 내가 근무하는 선별진료소에서 겪은 것을 기준으로 말하는 것이다. 아마 중증 전담병원에서 근무했다면 "코로나19는 무서운 병이야!"라고 했을 것이고, 무증상자를 격리하는 생활치료센터에서 근무했다면 "코로나19는 아무 것도 아니야, 증상이 없어!"라고 했을 것이다.

언론에 자주 나오는 전 서울대 가정의학과 교수 유태우 박사는 코로나19 확진자의 99퍼센트는 환자가 아니라고 이야기했으며(youtu.be/5IPHRTP5_QI), 논문에는 확진자 중 무증상은 20~50퍼센트까지 보고하고 있으나 현재와 같은 보고 체계 즉, 한 번 검사한 환자들도 계속 검사하는 체계에서는 전국 환자 중 유증상자가 몇 퍼센트인지 알기 어렵고 연구자의 관심에 따라 분모도 분자도 달라질 수밖에 없다고 한다. 다만, 유증상자는 국가지정 격리병상, 무증상자는 생활치료센터 격리가 원칙이나, 생활치료센터가 부족해서 자택격리를 하는 예들이 보고되는 것으로 보아 무증상자의 비율이 매우 높은 것이 사실인 듯하다.

코로나19는 재난일까, 아닐까?

아마 상당수의 사람들은 코로나19 사태를 재난이나 재난 비슷한 상황으로 인지하고 있을 것이다. '바이러스와의 전쟁'이라고까지 말하는 사람들도 있으니 말이다. 의학에서의 재난상황은 '평소 평화로운 세상에서 필요한 수의 의료인, 군인, 경찰, 등등이 존재하는 상태'에 대책을 세울 수 없을 정도로 많은 사상자, 즉 환자가 발생했을 때를 말한다. 예를 들어 의료진 등 직원들이 쉴 틈 없이 일하고, 식사는 시간 날 때 10분 동안 밀어 넣다시피 먹으며 일하는 응급실이 있다고 하자. 이 응급실에 하루 평균 100명의 환자가 오는데 어느 날 환자가 70명밖에 안 오면 "이런 날도 있네?" 하면서 10분간 먹던 밥을 30분 동안 먹고, 커피도 한 잔 우아하게 마시는 것이 가능하다.

그런데 병원 앞 공사장에 사고가 발생해 50명이 다쳤다. 주변에 있는 병원이라곤 이 병원밖에 없다. 구급차를 타야 하는 사람도 30명이나 된다. 구급차 한 대에 2명씩 꾸역꾸역 탄다 해도 15대를 갑자기 구해올 수도 없고, 의사와 간호사를 하루아침에 1.5배로 늘릴 수도 없다. 하루 100명의 환자를 받는 병원이라고 해도 24시간 동안 나누어서 오기 때문에 시간당 10명 미만으로 온다. 50명이 한꺼번에 다치면 대부분 한 시간 이내로 오므로 1.5배로 늘린다고 해결되진 않는 것이다.

이런 상황을 한 마디로 '재난'이라고 한다. 재난상황에서는 환자들이 평소처럼 존중받으며(물론 존중받는다는 느낌을 못 받는다는 환자, 환자들을 존중하지 않는 의사들도 있다) 진료 받기가 어렵다. 심지어 최소한의 진료도 이루어지기 어렵다.

그래서 재난의학에서는 재난, 다수 사망 부상자 발생 시 치료의 원칙을 정했으며, 이러한 기준 확립의 근거는 일만 년 가까이 된 인류 역사상 수도 없이 있었던 '전쟁'이다. 재난상황은 사실 전쟁인 것이다. 한 눈에 알아보기 쉽게 네 가지 색깔 딱지를 부착하여 진료 순서를 정한다. 가장 위급한 환자는 빨강 딱지, 그 다음은 노랑 딱지, 그 다음은 초록 딱지, 마지막이 검정 딱지의 순서이다. 각 딱지가 의미하는 바는 다음 표와 같다.

R	첫 번째로 구조	생사가 왔다 갔다 해서 위급하지만 빨리 처치하면 살 수 있는 환자	즉시 치료
Y	두 번째로 구조	사망할 수 있지만 30분-1시간 이내로 처치해도 살 수 있는 환자	30분~1시간 이내 치료
G	세 번째로 구조	수 시간 지나서 치료해도 되는 환자, 치료하지 않아도 되는 환자	몇 시간 이내 치료
B	네 번째로 구조	치료해도 살아날 가능성이 없는 환자	치료하지 않음

사실 재난상황이 아니면 응급실에서는 검정 딱지 환자도 치료를 열심히 한다. 살아날 수도 있기 때문이다. 초록 딱지 환자도 몇 시간씩 기다리게 하지 않는다. 그렇게 하면 우리 모두 빨리 치료해 달라는 아우성을 듣고 응대하느라 진짜 진료를 할 수 없기 때문이다. 즉 재난상황과 일반상황은 진료에 대한 접근이 다르다. 재난상황에서는 치료해도 살 가능성이 없는 환자와 치료를 안 해도 좋아지는 환자는 치료를 하지 않는다. 이것이 핵심이다.

자, 이제 코로나19로 돌아와 보자. 코로나19 사태는 재난이라고들 한다. 코로나19가 재난이고, 이 때문에 이 난리를 치는 이유는 치료법이나 백신이 없어서라고 했다(최근 치료약과 백신이 나왔다). 재난상황이면 무증상이거나 경증이라서 특별한 치료를 필요로 하지 않는 환자는 초록 딱지에 해당하고, 폐가 망가져서 아무리 열심히 치료해도 안 되고 결국 사망하는 환자는 검정 딱지에 해당한다. 빨간 딱지와 노란 딱지는 '골든타임'이 중요한 심장질환, 뇌질환, 사고로 중상을 입은 환자들이다. 이런 환자들은 치료만 빨리 잘 하면 병에 걸리기 이전 상태로도 돌아갈 수 있다. 노란 딱지 환자들도 마찬가지이다.

하지만 지금은 대부분의 의료진을 포함한 물적 의료자원, 시간, 행위 등 에너지가 초록 딱지와 검정 딱지에 해당하는 코로나19에 집중되어 있다. 그것도 치료를 위해서가 아니라 격리를 위해서 격리실을 만들고, 격리실에서 기다리고, 보호 장구를 입고, 코로나 검사를 하고, 신고를 하고, 뉴스에 내보내고, 전담병원으로 순서 기다렸다 방역장치가 된 특수 이송수단을 만들어서 말이다. 이러느라 막상 치료 자체에 쓸 수 있는 에너지는 거의 없을 것 같다. 도대체 왜 이런 일이 생긴 걸까?

재난 분류에 따르면 코로나19 시대의 네 가지 색깔 딱지 분류는 다음 표와 같이 되는 게 이상적이다. 물론 최선을 다해 치료하면 제일 좋겠지만 한정된 자원으로는 불가능한 일이다. 그게 가능하려면 병원이나 의사가 갑자기 몇 배 이상 늘어나거나, 코로나19 환자가 아닌 다른 환자들이 다 죽거나 치료를 못 받아 아우성쳐도 나 몰라 할 수 있는 강심장이 되어야 한다.

R	첫 번째로 구조	급성 심근경색, 전기충격이 필요한 급성 심정지, 사고로 중상을 입은 환자, 뇌졸중, 의식저하 환자 중 중증
Y	두 번째로 구조	빨간 딱지에 해당하는 환자 중 조금 여유가 있는 환자, 각종 감염병이나 외상 환자
G	세 번째로 구조	경증 코로나19 환자
B	네 번째로 구조	중증 코로나19환자

그런데, 지금 우리나라에서는 응급실을 포함한 거의 모든 병원들이 이렇게 운영되고 있다. 과연 이런 게 맞는 겁니까?

R	가장 심혈을 기울임	코로나19 확진자
Y	그 다음으로 심혈을 기울임	원래 빨간 딱지에 해당하는 환자 중 열이 나지 않는 환자
G	그 다음 순서	코로나 19 가능성 낮고, 열이 나지 않는 환자
B	거의 방치	자가격리자, 코로나19 아닌 발열 환자

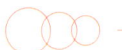

선별진료소에서 생긴 일1
선별진료소는 어떤 곳인가?

코로나19 사태를 맞이하여 우리 병원에서는 재빨리 마당에 천막을 치고 선별진료소를 마련했다. 그때는 2월 초였기 때문에 텐트 안은 몹시 추웠다. 그래서 천막 안에 코로나19랑 막상막하로 나의 폐를 망가뜨릴(?) 것만 같은 석유난로가 설치되었다. 병원마다 선별진료소, 안심진료소 등의 이름으로 병원 밖에 천막, 임시 컨테이너, 가건물 등을 설치했다. 그 이유는 코로나19에 걸렸거나, 의심이 되는 환자, 또는 코로나19 검사가 필요한 환자를 병원 안쪽으로 들어가지 못하게 막기 위해서였다. 이렇게 말하면 냉정하고 야박하게 보일 테지만 이미 입원해 있던 환자들을 보호하기 위한 조치이기도 했다.

보건복지부는 2020년 2월 코로나19 사태의 시작으로 전국이 혼돈스럽던 시기에 코로나19 걱정 없이 진료받을 수 있다는 개념의 국민안심병원을 지정했다. 코로나19 환자라고 얼굴에 쓰여 있는 것도 아닌데, 무슨 근거로 "여기는 안심할 수 있습니다!"라고 할 수 있는지 모르겠지만, 이때를 기점으로 코로나19와 증상, 동선 등 어떻게든 관련이 있는 환자와 그렇지 않은 환자를 구분하는 문화가 시작되었다.

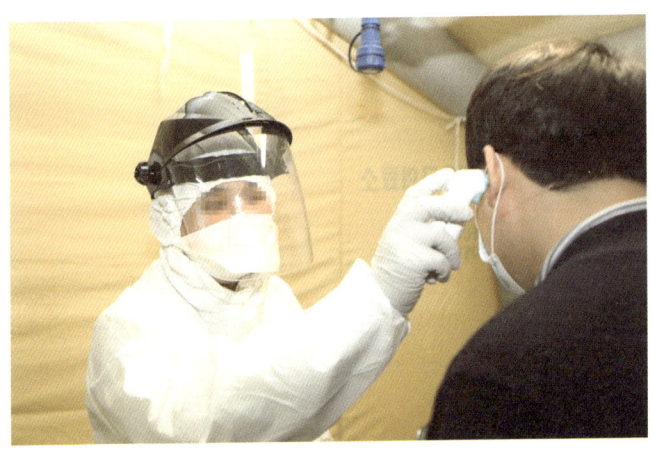

체온을 측정하는 모습. 이 환자가 '정식 진료'를 받을 수 있을지, 그 운명은 체온으로 결정된다. ⓒ명지병원

우리 병원의 경우 원래 진료 받는 공간인 큰 병원 안쪽 이외에 별도로 코로나19 관련 진료 공간이 세 곳 있다. 첫 번째는 코로나19 확진자를 접촉한 환자의 진단검사를 하거나 응급실 진료가 필요한 환자들을 진료하는 곳이다. 두 번째는 코로나19 확

진자를 접촉한 적이 없으나 코로나19 증상과 비슷한 감기 증상, 폐렴 증상, 열 등을 호소하는 환자들을 진료하는 곳이다. 세 번째는 취업이나 요양원 입소, 해외 출국 등을 위해 오직 코로나19 검사만 하는 곳이다.

물론 처음부터 세 곳이나 만들었던 것은 아니었다. 원래는 세 군데를 합친 선별 진료 공간과 일반 진료 공간 두 곳 밖에 없었다. 지금도 다른 병원은 우리 병원처럼 코로나19 관련 진료 공간을 다양하게 만들지 않을 것이다.

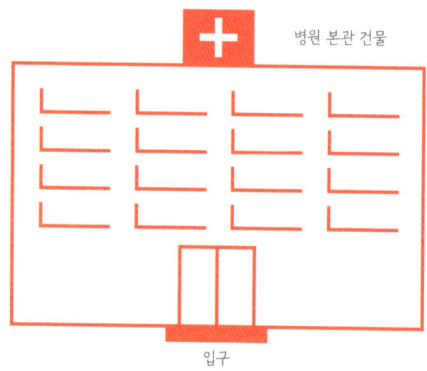

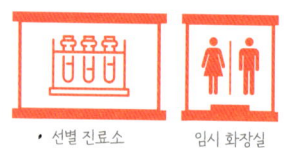

• 선별 진료소   임시 화장실

이렇게 병원 밖에 한 개의 선별진료소가 있었다. 이 선별진료소 방문자는 병원 안으로 들어갈 수가 없었으므로 별도의 임시 화장실을 설치했다. 선별진료소에 코로나19 환자가 내원할 가능성이 있었고, 선별진료소에서 대기하던 중 화장실을 가야 할 수도 있었다. 또한 환자의 증상에 따라 소변검사를 해야 하는 경우도 있었기 때문이다. 이 중에서 가장 문제가 되는 것은 코로나19 환자의 내원이었다. 바로 그 가능성 때문에 의료진은 물론 근무 직원과 환경미화원에 이르기까지 우주복 수준의 보호 장구를 하고 환자가 출입할 때마다 소독약으로 열심히 진료소 내부를 닦았다.

'바이러스로 폐가 망가지기 전에 소독약으로 폐가 망가지겠어.'

이런 생각이 들 정도였다. 그렇게 깨끗한 상태를 유지하려고 노력하는 선별진료소에 임시 화장실을 설치한다는 건, 코로나19 바이러스가 대변이나 소변에 사는 세균보다 훨씬 너 위험하다는 인식 때문일 것이다.

그런데 선별진료소를 한 군데만 운영하다보니 많은 환자들이 주변에서 대기해야 하는 기현상이 발생했다.

"코로나 확진자와 접촉을 했어요. 꼭 검사를 받아야 해요."

"요즘 집 밖에 나간 적도 없어요. 그런데 천식이 있어서 환절기가 되면 기침이 심해지고 호흡곤란 증상이 와요. 치료를 받지 않으면 숨넘어가서 죽을 수도 있어요."

환자들의 호소는 달랐지만 진료가 필요하다는 건 동일했다.

"지금 환자가 많으니 저 밖에서 거리두기 2미터 이상씩 하고 떨어져서 기다리고 계세요."

이렇게 말할 수도 없는 노릇이었다. '저 밖'은 여름일 수도 있고 겨울일 수도 있다. 비가 쏟아지거나 눈이 오기도 한다. 게다가 한여름 야외에서, 특히 대형 건물 근처에서 기다린다는 건 더위와 더불어 대형 건물 실외기에서 폭포처럼 쏟아지는 열기 때문에 그늘 한 점 없는 들판에서 땡볕을 맞으며 기다리는 것 보다 때로는 더 끔찍한 일이기도 하다.

문제는 이것만이 아니었다. 확진자 접촉자와 천식 환자는 같은 공간 안에서 대기하며 서로를 경계한다. 확진자 접촉자는 본인도 확진자가 될 수 있다는 위험 때문에 불안해서 선별진료소를 방문하지만, 사실 마음 속 깊은 곳에서는 본인은 음성일 거라는 믿음을 갖고 있다. 실제 그들을 만나면 음성 확인을 얼른 받고 맘 편히 발 뻗고 싶어서 오는 경우가 많았다. 천식 환자는 집 밖에 나간 적도 없고, 코로나19에 감염되었을 가능성뿐만 아니라 어떤 호흡기 바이러스에도 감염되었을 가능성이 없지만, 계속 기침을 하고 숨 쉬기 힘들어하기 때문에 증상이 없는 확진자 접촉자가 보기에는 본인한테 코로나19를 퍼프릴 수 있는 위험한 환자이다.

실제로 '굳이 누가 더 위험한가?'를 이론적으로 따지면, 확진자 접촉자는 양성일 수 있고, 천식 환자는 기저질환자이므로 아무 증상이 없는 확진자 접촉자 때문에 천식 환자한테 코로나19가 감염되고 증상이 악화되어 사망이나 중증 질환자가 될 가능성이 더 높긴 하다. 누가 더 위험한가를 떠나 선별진료소를 방문하는 환자들은 대부분 오기 싫은데 억지로 왔거나 어쩔 수 없이 왔기 때문에 본인들이 남에게 피해를 줄 수 있다는 생각을 하기보다, 괜히 이곳을 방문해서 없던 바이러스가 몸에 들어와 큰일이 날까봐 어떻게든 빨리 벗어나고 싶어한다.

그러다 보니 눈에 보이지 않는 균열이 생기기 시작했다. 서로 멀찍감치 떨어져 앉은 채 경계의 시선으로 바라보거나, 마치 눈빛만 봐도 전염이 된다는 듯 고개를 푹 숙이고 있는 사람도 있었다. 심지어 의료진들과 근무자들에게 소리를 지르며 "왜 내가 기침하는 사람이랑 같이 진료를 받아야 되냐?", "검사만 하면 되는데 왜 빨리 안 해주냐?"라며 선별진료소 안은 아수라장이 되었다. 이후 코로나19 확진 가능성이 높은 환자와 가능성은 낮지만 호흡기 증상 치료를 받아야 할 환자를 분리해서 진료하는 계획을 세웠다. 진정되는가 싶었지만 다음 문제가 발생했다. 어떤 기준으로 가능성을 판단할지 정하기가 어려웠던 것이다.

코로라19 사태 초기에는 많은 사람들이 중국 우한에서 사람들이 갑자기 쓰러지고 환자들 사이로 우주복 수준의 방호복을 입은 의료진들이 지나다니며 치료하는 무시무시한 장면을 떠올렸을 것이다. 실제로 사망 원인이 심한 폐렴으로 진행하기 때문이라고 알려졌기 때문에 기침을 많이 하고, 숨쉬기가 힘들며, 엑스레이 사진을 찍어서 폐가 안 좋은 환자를 고위험군으로 해야 한다는 의견이 우세했다. 그래서 선별진료소에 엑스레이 촬영 기계를 갖다 놓고 병원 건물에 들어가기 전에 엑스레이를 시행하고 폐렴이 심한 환자는 확진 가능성이 높은 고위험군으로 정하자고 하였다.

그런데 문제는 이것으로 해결되지 않았다. 막상 이 방법대로 운영을 해보니 폐렴이 심한데 코로나19는 음성인 경우가 거의 대부분이었고 무증상인데 코로나19 검사에선 양성반응이 나오는 사람들이 많았던 것이다. 선별진료소는 또다시 혼란에 빠지게 되었다. 아무 증상도 없는데 코로나19 양성인 경우는 주로 가족이거나 밀접한 접촉을 했던 경우였다. 2020년 가을, 추석 명절이 시작되기 전에 가족 간 감염을 강조하며 추석 때도 모이면 안 된다는 정책이 나왔지만 선별진료소에서 일하는 사람들은 이미 봄부터 알고 있던 사실이었다. 선별진료소에서 매일 일하면서 밖에 알려진 사실보다 더 많은 것을 알고 경험하게 되었지만 내가 우려해도 주변 사람들은 믿지 않으려고 했다. 두서너 달 이후에 뉴스에 보도되면 그제야 믿었다. 방송국 채널을 하나 만들고 싶을 정도였다.

혼란스럽다고 손을 놓고 있을 수는 없었다. 이번에는 증상이 있는 환자와 접촉력이 있는 환자를 구분해서 두 개의 선별진료소를 만들었다. 그런데 가만히 생각해보면 이게 무슨 코미디인가 싶었다. 코로나19 감염이 무서운 이유는 많이 죽거나 증상이 심하기 때문이다. 그런데 실제로 증상이 심한 경우는 코로나19가 아닌 경우가 많고 오히려 무증상이 코로나19인 경우가 많다보니 섞이지 않게 하려고 선별진료소를 두 군데로 분리해서 운영한다는 것 자체가 '코로나19는 심각하지 않고, 더 심각한 바이러스나 세균이 많습니다!'라는 것을 인정하는 것이기 때문이다. 하지만 다들 이런 분리 기준이 이상하다는 생각은 하지 않는 듯했다. 결국 또 하나의 선별진료소를 만들었고 공간, 인력, 장비들이 더 배치되었다. 물론 병원 바깥쪽에 말이다.

그러던 어느 날, 해외 출국을 하는 경우 코로나19 검사를 전원 시행해야 한다는 규정이 외교부를 통해 전달되었다. 우리 병원도 외교부 지정 병원에 포함되었기에 해외 출국 시 필요한 코로나19 검사는 24시간 365일 시행해야 한다는 협조 문서를 받게 되었다. 규정대로 진료를 하다가 또다른 놀라운 사실을 알게 되었다. 출국하기 위해 코로나19 검사를 받으러 오는 분들이 제주를 제외한 전국에서 오는 것이었다. 코로나19 RT-PCR 검사가 한두 시간 안에 결과가 나오는 것이 아니다. 검사를 받은 사람은 원칙적으로 결과가 나올 때까지 자가 격리를 해야 한다. 보건소와 임시검사소에서 검사할 경우 자가 격리를 권장할 뿐 강제하지는 않았으나, 코로나19 검사는 양성이 나올 수 있다는 잠재적인 가능성 아래 시행하는 것이므로 자가 격리가 원칙이다. 선별진료소 방문이나 코로나19 검사 시 자가용차 이용을 권장하고 한때 소위 드라이브 스루 개념인 '안심카 선별진료소' 운영을 했던 이유도 여기에 있다. 사정이 이러니 지방에서 오신 분들은 병원 안에도 들어가지 못하고 기차나 비행기를 타고 집으로 돌아가지도 못한 채 식사조차 제대로 못하는 상황에서 간이화장실을 이용하며 결과가 나올 때까지 약 10~15시간을 밖에서 기다려야 하는 것이다.

설령 확진으로 나올 가능성이 낮고, 긴 시간을 길에서 버티기 힘드니 집에 다녀오라고 하고 싶지만 만약 한 명이라도 양성이 나오면 그 분이 탄 기차, 버스, 택시 모두 조사에 들어간다. 검사를 받기 위해 시간과 돈을 들여 먼 길을 왔는데 다시 집에 갔다가 결과를 확인하고 음성이라는 증명서를 받기 위해 다시 와야 한다는 사실 자체가 엄청난 일이었다.

이 모든 것을 감수한다고 해도 문제는 또 있다. 노력과 시간과 돈을 들여 코로나19를 검사하려고 우리 병원에 왔다. 그런데 우리 병원에는 선별진료소가 두 개가 있다. 한 군데는 '열이 나거나 호흡기 증상이 있는 환자들이 진료 및 검사하는 곳'이고 또 한 군데는 '확진자와 밀접 접촉 등으로 확진이 강력히 의심되는 환자들이 진료 및 검사하는 곳'이다. 이들은 둘 중 어느 경우에도 해당되지 않기 때문에 두 곳 모두 방문하기가 꺼려질 수밖에 없다. 그래서 어떻게 되었을까? 병원에서 세 번째 선별진료소를 만들었다. 증상도 없고 확진 가능성도 낮은 분들이 검사를 받고 음성증명서를 발급받는 곳이었다. 세 번째 선별진료소가 만들어지면서 인력과 시설도 확충되었다.

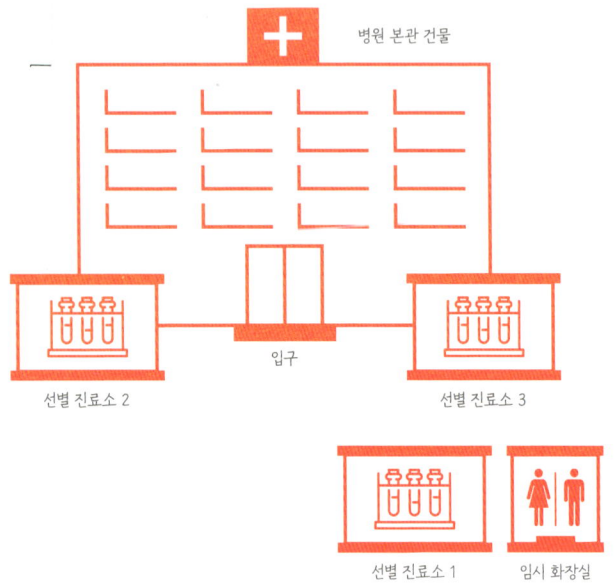

　선별진료소가 세 군데나 되니 전문적이라고 생각되겠지만 실상은 그렇지 않다. 우선 급하게 만들어진 곳이기에 모두 정상적인 건물이 아니다. 냉난방이 되지 않는 것은 물론 상하수도 시설도 없다. 간이음식점인 푸드 트럭이나 포장마차 조차 음식을 만들고 설거지를 하는 등 필요한 전기를 쓰려면 얼마나 많은 부대시설이 필요한지 알 것이다. 선별진료소는 멀쩡한 식당 건물을 두고 푸드 트럭이나 포장마차에서 음식을 먹으라고 하는 것과 같다. 이유는 한 가지다. 병원 안에 들어간 환자가 나중에 코로나19로 확진될 수 있어서다.

그럼 왜 건물을 따로 짓지 않을까? 코로나19 사태가 처음 시작되었을 때, 그 누구도 일 년 이상 지속될 것이라고 생각하지 않았기 때문이다. 그러나 과연 바이러스를 인간의 힘으로 박멸시킬 수 있을까? 이런 생각 자체가 상식적인지 생각해볼 일이다.

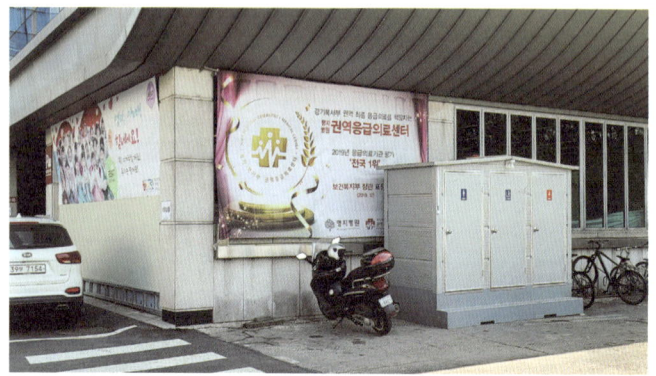

선별진료소 인근에 설치된 임시 화장실. 바이러스를 막기 위해 방호복과 소독약으로 총력을 다하는 이 곳엔, 온갖 전염병의 온상인 임시 화장실이 설치되어 있다. 특히 여름에는 아무리 소독해도 악취와 해충들이 떠나지 않고, 밤에는 화장실 뿐 아니라 선별진료소 컨테이너에도 생전 처음 보는 벌레들이 음압기 흡입구에 수십 마리씩 붙어 있다. ⓒ명지병원

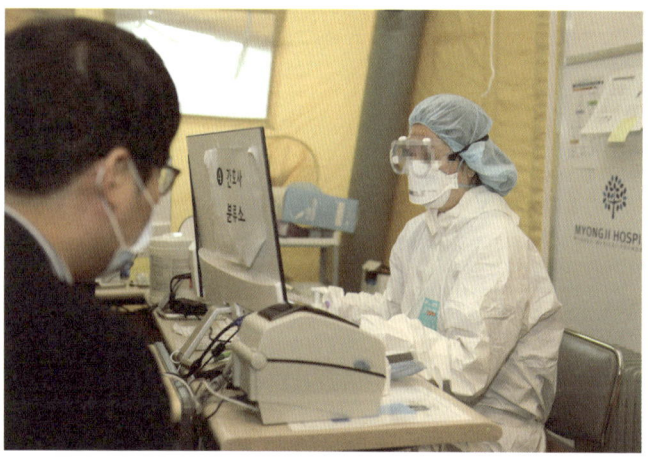

원무 직원, 간호사, 의사 모두 같은 방호복을 입기 때문에, 환자들이 혼란이 있어 컴퓨터 모니터에 크게 누구인지 쓰여 있다. 저 때만 해도 한 두달이면 코로나19 사태가 끝날 줄 알았기에, 명패를 종이로 엉성하게 만들었다. ⓒ명지병원

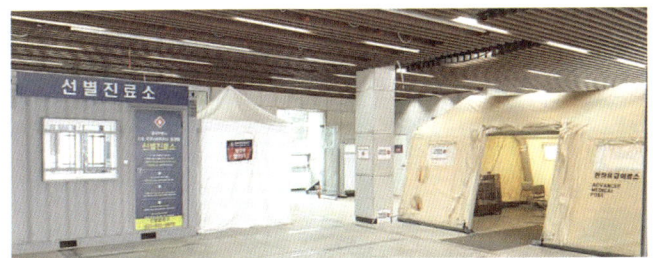

초기에 한 개의 선별진료소가 있던 시절. 필로티에 천막 진료소를 만들고, 옆 컨테이너에서 주사 등 간단한 처치 등을 하였다. 그 옆에 직원과 119대원을 위한 보호복 탈의장소를 만들었다. 천막 안에는 방역 때문에 소독약을 수시로 뿌려 바닥은 항상 축축했고, 나를 포함한 직원과 환자들은 가끔 미끄러져 다치기도 했으며, 한겨울에는 심지어 얼기도 했다. ⓒ명지병원

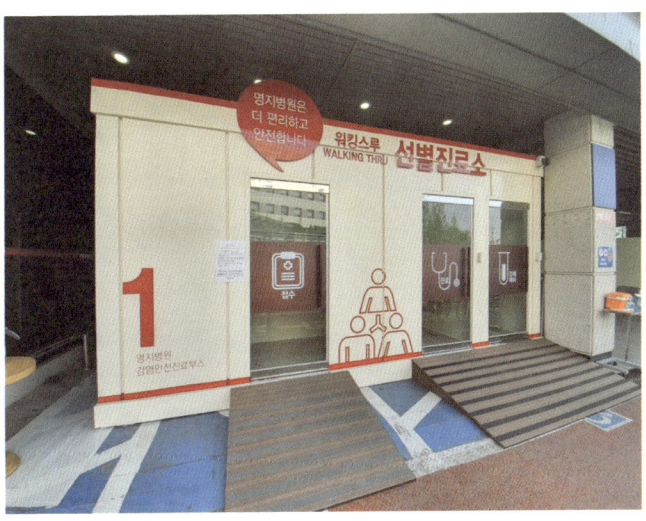

사태가 길어짐에 따라 선별진료소는 천막보다 좀 더 지속가능한 컨테이너로 바뀌었다. 이후 추가로 코로나19 관련 선별진료를 하는 공간 두 곳이 추가되었다. ⓒ명지병원

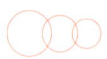

선별진료소에서 생긴 일2
뇌를 찌른 죄로 경찰서에 가다

    선별진료소에서 경험한 일을 모두 풀어놓는다면 책 10권을 써도 부족할 것 같다. 선별진료소를 제대로 이해하고 싶다면 관련 논문을 읽거나, 감염 전문가의 인터뷰 내용을 분석하거나, 뉴스를 접하는 것으로는 한계가 있다. 선별진료소와 응급실을 운영하는 종합병원급 이상의 병원에 와서 오고 가는 환자들과 의료진을 24시간 동안 관찰하는 것이 오히려 더 정확하게 이해하는 데 도움이 될 것이다. 보도되는 내용은 이곳에서 일어나는 수많은 일들 중 극히 일부에 불과하다. 인터뷰나 뉴스에 나와서 이런 말들을 하는 분들이 있다.

    "수가 줄었으나 안심할 때가 아니다."
    "감염의 고리를 끊어야 한다."

"의심되면 꼭 진단검사를 받아라."

"아프면 어디 가지 말고 집에 있어라."

이런 말을 하는 분들은 꼭 한 번 선별진료소에 와서 24시간 일해 보면 좋겠다. 나는 2월부터 선별진료소에서 진단검사와 진료를 하며 여러 환자들을 만났다. 처음엔 솔직히 두려웠다. 검사한 첫 달에 내가 검사한 환자 중 확진자가 나왔다. 대구에서 온 신천지 교인이었다. 당시 나는 마스크도 잘 쓰고 있었고 보호 장구 또한 제대로 착용하고 있었다. 그런데도 왠지 목이 아프고 열이 나는 것 같았다. 역학조사 이후 일상 활동을 해도 된다고 판정을 받았다. 다음 날이 주말이었는데 가족과 함께 집 근처 산에 가기로 예정되어 있었다. 나 같은 응급의학과 의사는 주말에 근무하는 날이 많아서 가족과 함께 시간을 보낼 수 있는 날은 한 달에 하루도 안 되는 경우가 많다.

등산은 유일하게 할 수 있는 운동이기도 했고, 한 달 만에 가족이 뭉치는 날이었다. 어제 확진자를 만났다는 말은 끝까지 하지 못했다. 그 말을 하는 순간 집안의 평화가 산산조각 날 게 뻔히 보였다. 가뜩이나 가족들은 내가 선별진료소에서 일하는 것을 만류하며 다른 곳으로 가지 못한다면 차라리 그만두라고 심각하게 요청하고 있었다.

내 경우 감염 사실을 숨긴 것도 아니고 자가 격리 기준을 위반한 것도 아니었기에 법적으로 감염병 위반에 해당되진 않지만, 가끔 가슴에 손을 얹고 이 날을 생각하곤 한다.

"이 시국에 거길 왜 가?"
"지방에 살면서 왜 서울에 있는 병원에 와?"
"집에 가만히 못 있는 이유가 도대체 뭐야?"

사람들이 자주 비난의 도마 위에 올리는 이런 말들을 들을 때마다 방역 지침을 어긴 사람들을 비난할 수 없는 것도 사실이다. 그분들이 코로나19 확산이나 코로나19 감염으로 인한 사망에 엄청나게 기여를 한 것도 아니고 본인들 생계가 더 중요할 수도 있기 때문이다.

선별진료소에서 확진자를 만났던 경험은 오히려 코로나19에 대한 두려움을 떨어뜨렸다. 그 이후에도 거의 매일 확진자를 만났는데 환자들 대부분이 무증상이거나 아주 가벼운 감기증상만 있었기 때문이다. 더 이상 내가 코로나19에 걸려서 폐가 망가지거나 냄새를 못 맡게 되거나 고통을 당하다가 죽는다는 걱정은 하지 않게 되었다.

앞에서 이야기한대로 선별진료소는 건물 밖에 있어서 환경이 열악했다. 근무자들에게도 불편했지만 환자들은 더 불편했을 것이다. 일단 코로나19 접촉력이 있거나 열이 나는 환자는 먼저 선별진료소에서 먼저 의사와 간호사를 만난다(병원마다 다르겠지만 우리 병원에서는 이렇게 했다). 그리고 진료를 받으러 왔는데 열이 나는 줄 몰라서 무심코 병원에 들어가다가 출입구에서 측정된 체온이 높을 경우에도 선별진료소를 방문하게 되어 있다. 코로나19 접촉력이 있는 환자들은 그나마 이해를 하지만 열이 심하게 나서 응급실에 온 환자들은 상당수 이런 과정을 이해하지 못한다.

"내가 열이 나고 온 몸이 아프고 기운이 없어서 병원에 왔는데 진료를 받지 못한다니요!"

"환자분은 열이 나기 때문에 병원 안으로 들어가실 수가 없어요. 선별진료소에서 집에 가셔도 될지, 응급실 안쪽 격리실이 빌 때까지 여기서 기다리셔야 할 지 진찰을 하고 판단하겠습니다."

항의하는 환자들과 가족에게 일일이 이런 설명을 하지만 쉽지 않은 일이다. 게다가 선별진료소는 여름에는 끔찍하게 덥고, 겨울에는 무시무시하게 춥다. 바람이 불면 바람을 맞고, 비가 오면 비를 맞고, 눈이 오면 눈을 맞아야 한다. 응급실 안쪽 격리실은 늘 부족한 상태여서 진짜 아파서 입원까지 해야 하는 분들이 밖에서 더 오래 기다려야 하는 아이러니한 상황마저 벌어진다.

"코로나19는 엄청나게 무서운 병이다."
"바이러스가 내 몸과 다른 환자들의 몸에 한 개라도 묻으면 안 된다."
"내가 선별진료소에서 잘못 판단해 병원에 들어가도 된다고 허락한 환자가 코로나19 양성으로 밝혀지면 병원을 뚫리게 한 죄책감 때문에 괴로울 것이다."

어떤 의사라도 이렇게 생각한다면 충심으로 환자에게 다음과 같이 설명할 것이다.
"당신은 열이 나고, 코로나19 환자일 가능성이 있기 때문에 함부로 병원에 들어가지 못합니다. 일단 코로나 검사를 먼저 하고 집에 가셨다가 음성이라고 결과가 나온 후, 다시 병원이나 응급실로 오세요. 단, 그 사이에 절대 다른 곳에 가면 안 됩니다. 그곳에서 코로나19 환자 접촉하지 않았다고 장담을 못 하니까요. 너무 힘들어서 집에 가실 수 없다면, 응급실에 들어가서 빈 침대에 누워서 피검사 등을 시행해야 하는데, 열이 나기 때문에 격리실로 가야 합니다. 그런데 격리실이 지금은 다 차 있어서 들어갈 수가 없어요. 오래 기다리느라 치료시기를 놓칠 수는 있지만, 코로나19는 너무 너무 무서운 병이기 때문에 안타깝게도 지금 당신은 병원 안으로 들어가면 안 됩니다."

그러나 나는 이런 말을 어떤 환자에게도 한 적이 없다. 게다가 선별진료소를 꼭 운영해야 하는지 이해할 수도 없다. 코로나19 환자들이나 열이 나는 환자들이 다른 환자들이 감염되지 않을 권리를 위해 왜 진료 거부를 당해야 하는지도 이해할 수 없다. 코로나19 방역을 위해 선별진료소는 필수이며, 확진자는 전부 격리시켜야 한다는 것을 누가 좀 설득해주면 좋겠는데 감염 전문가도 질병관리청도 WHO도 유명 학술지도 나를 이해시키지 못하고 있다. 이런 상황에서 환자들이 올 때마다 한 명 한 명에게 당신은 열이 나기 때문에 이 춥고 더운 데서 기다려야 한다고 말하기가 너무 힘들다. 정말로 아파서 힘들어 하는 환자들과 가족들에게 이렇게 말할 뿐이다.

"당신은 열이 나서요……병원 안에는 못 들어가고요……코로나 검사도 해야 되는데……지금 비도 오고 바람도 세게 불지만……요새 정책이 그렇고……다른 병원도 그렇게 하니까 저희도 어쩔 수가 없어요……정말 죄송해요. 조금만 이해해 주세요."

우리 병원보다 규모가 더 큰 병원들은 아예 자가용차에서 나오지 말고 대기하고 있다가 코로나 검사가 나온 후 들어오라고 하기도 한다. 코로나 검사결과는 아무리 빨리 나와도 6~8시간 이상이 소요된다. 그것도 '코와 목을 찌른 후' 곧장 분석에 들어갔을 때이다. 검사받는 환자가 하루에 딱 한 명이라면 모를까 수많은 환자들을 검사해 바로 분석에 들어가기는 어렵다. 하루 2~3회씩 모아서 분석을 할 수밖에 없기에 결과를 알려면 거의 20시간이 걸린다. 그 시간 동안 해열제도 없이 차에서 대기해야 하는 것이다.

환자들에게 병원 안에 들어가지 못하는 이유를 설명할 때마다 마음이 너무 안 좋은데 그 상황을 잘 이해해주는 분들이 고맙기만 하다. 입장을 바꿔서 나 또는 내 가족이 환자라면 코로나19 상황이나 병원 사정을 안다고 해도 열이 높고 많이 아픈 사람을 무작정 밖에 방치해두면 저절로 욕이 튀어나올 것 같다. 하지만 세상에는 역시 다양한 사람들이 있는 법이다. 이해해주는 고마운 분들이 있는가 하면 그렇지 않은 분들도 있다.

작년 겨울, 유난히 추운 날이었다. 밤늦게 젊은 남자가 배가 아프다고 왔다. 응급실에 들어가려 했으나 입구에서 측정한 체온이 37.8도여서 들어가지 못하고 선별진료소로 왔다. 응급실로 들어가지 못한 일에 이미 마음이 상했는지 질문에 제대로 답을 하지 않았다.

"어디가 아파서 오셨어요?"

"아, 씨! (욕설을 퍼부으며) 그냥 다 아파! 응급실 들어가서 링거 맞을 거라고!"

"지금 열이 나서 들어갈 수가 없습니다. 격리실이 다 차 있거든요. 증상이 많이 심하지 않으니 링거까지 안 맞으셔도 될 것 같고, 약 드릴 테니 집에서 드시고 지켜보세요."

"야 이 X아, (욕설을 퍼부으며) 네가 뭔데 못 들어가게 해? 추워서 뒤지겠다, 이 X야!"

"전 응급의학과 과장이고 여기 책임자예요. 안에 진료받는 환자를 한 명 내쫓아야 들어가실 수 있습니다. 아니면 코로나 검사 하시고 집에 갔다가 다시 오세요."

그는 분이 풀리지 않는지 한참을 욕하다가 결국엔 검사를 받겠다고 했다. 본인이 그렇게 말했으니 검사를 위해 면봉으로 코를 찔렀다. 그러자 다시 난동을 부리기 시작했다.

"이 X이 뭐하는 거야! 지금 검사한 거 맞아? 나 죽이려고 일부러 그랬지?"

심지어 주먹으로 때리려고까지 했다. 응급실에는 '응급의료에 관한 법률' 적용이 되어 응급환자 진료를 방해하는 폭행이나 폭언을 하는 경우 경찰에 신고할 수가 있다. 머뭇거리다가는 바로 주먹으로 맞을 것이 분명했다. 바로 경찰을 불렀다. 이렇게만 말하면 '아니, 무슨 그런 일로 경찰까지 불러?'라고 생각할지도 모르지만 응급실에서 경찰을 부르는 일은 흔한 일이다. 주먹질, 욕설, 난동이 난무하는 곳이기 때문이다.

경찰이 도착한 일까지는 흔히 있는 일이라 특별한 일이 아니었다. 문제는 그 다음이었다. 도착한 경찰이 그와 이야기를 주고받더니 나에게 다가왔다. 나를 신고했다는 것이다. 자기한테 모욕감을 주었고, 코를 찌르는 손이 마치 일부러 해치려는 듯 부르르 떨렸고, 코를 찌르지 않고 뇌를 찔러서 계속 머리가 울리고 아프다는 것이 신고 이유였다. 영하 10도를 오가는 날에 선별진료소에 하루종일 있으면서 손이 안 떨린다면 그것이 신기할 일일 텐데 말이다. 어쨌든 신고를 당했으니 사건경위서를 썼다. 경찰에게도 법대로 처리하면 된다고 말씀드렸다. 이후 이 사건은 해당 지구대에서 경찰서로 올라갔다. 경찰서에서 녹음진술과 서면진술을 하고 지장을 다섯 군데 찍고 나왔다.

"혹시 합의를 요청하거나 사과하면 받아주실 의향이 있으신가요?"

"아니요. 그럴 생각은 전혀 없고, 다시 만나고 싶은 마음도 없습니다."

지금 돌이켜보면 어이가 없는 해프닝이지만 이 사건은 생각거리를 던져주었다. 지금 방역 당국에서 정하는 방역지침, 거리두기, 자가 격리 등은 상황을 이해하고 참으면서 잘 따라주는 사람들한테나 가능한 일이 아닌가. 사람을 죽이면 안 되고 음주운전을 하면 안 되는 것을 모르는 사람은 없으나 그런 일들은 항상 일어난다. 이 세상에는 다양한 사람들이 살고 있다. 사람들을 무조건 통제하는 정책이 언제까지 통할지 알 수 없는 노릇이다.

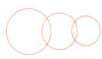

무증상이 확진이고
유증상은 음성이라고?

 기본적으로 발열이나 호흡기 증상이 있는 환자들은 병원 안으로 들어가지 못하고 선별진료소를 거쳐야 한다. 선별진료소의 존재 이유가 코로나19로 의심되는 환자를 병원 안으로 들여보내지 않는 것이기 때문이다. 사실 말이 거쳐야 하는 것이지 선별진료소에 왔다가 쫓겨나는 것이나 마찬가지다. 학교에 다니는 자녀가 있는 분들은 알겠지만 아침마다 아이의 건강상태를 확인해서 제출하는 교육부 앱이 있다. 질문은 세 가지인데 그 중 한 가지가 발열에 대한 것이다.

 '학생 본인이 코로나19가 의심되는 아래의 임상증상이 있나요?'

이 질문 뒤에 임상증상에 대한 해석이 별도로 붙어 있다. 주요 임상증상은 체온 37.5도 이상, 기침, 호흡곤란, 오한, 근육통, 두통, 인후통, 후각, 미각 소실 또는 폐렴인데, 코로나19와 관계없이 평소의 기저질환으로 인한 증상인 경우는 제외한다. 즉, 평소 기저질환으로 발열 호흡기 증상이 있는 사람들이 이 세상에 있다는 것이다.

하지만 병원에서는 이런 사실이 통하지 않는다. 무조건 선별진료소로 가야 한다. 천식이 있어 원래 폐가 안 좋고 항상 기침 호흡곤란 증상이 있어도, 혈액암이나 기타 면역질환 등으로 항상 열이 있어도, 코로나19 확진자와 밀접 접촉을 해서 자가격리자가 되면 다쳐서 뼈가 부러져도, 뇌출혈이 있어도 선별진료소에 가야 한다. 심지어 뼈가 부러진 것은 응급 증상이 아니니 코로나19 검사결과가 나올 때까지 기다려야 할 수도 있다.

뇌출혈이 의심되면 그나마 응급실로 들어갈 수가 있는데, 일단 격리실로 가야 하기 때문에 격리실이 있는 병원을 찾기 위해 119 구급차를 탄 채 이 병원 저 병원 찾아 헤매다 한 시간 이상 걸리기도 한다. 의료 사각지대에선 아마 더 많은 시간이 소요될 것이다. 응급환자이기 때문에 구급차를 타고 응급실로 가는 것인데 이런 지경이면 '응급'이 무슨 의미가 있나 싶을 정도다.

선별진료소에서는 격리 해제 판정을 받은 환자들을 검사하는 일도 한다. 질병관리본부에서 더 이상 증상이 나타나지 않고 감염력이 없다고 판단한 경우 격리를 해제하고 일상생활을 하도록 한다. 하지만 안타깝게도 질병관리본부의 판단을 믿지 않는 사업체들이 이 세상에 많은 듯하다. 교육부 소관의 학교도 마찬가지이다. 현재 세상에서 통하는 기준은 오직 하나이다. 바로 검사 결과지에 찍힌 '음성'이라는 글자이다.

격리해제, 완치판정 이후에도 짧게는 한 달, 길게는 두 달까지 검사에서는 양성이 나온다. 나도 진단검사의학과 의사는 아니라서 그 사실을 처음엔 몰랐다. 그래서 "격리해제자가 검사에서 계속 양성이 나오는데도 돌아다닌다! 언론에 얘기해야 한다!"고 흥분했던 부끄러운 과거가 있다. 격리해제자는 음성 판정을 받을 때까지 직장에도 학교에도 복귀할 수 없고, 병원 진료도 받을 수 없다.

선별진료소에서 일하면서 수많은 확진자들을 만났다. 확진자인 줄 모르고 검사했는데 나중에 확진이었던 경우도 있었고 이미 확진되었다가 다 낫고 격리해제판정을 받았는데 검사에서 계속 양성이 나온다는 이유로 직장에 복귀하지 못해서 음성 확인을 받기 위해 검사하러 온 경우도 있었다.

처음엔 나도 대부분의 사람들과 마찬가지로 코로나19는 마냥 무섭기만 한 전염병이라고 생각했다. 하지만 검사를 위해 방문하는 확진자들을 만나면서 이야기를 하고, 듣기 시작했다. 물론 내가 만난 이들은 전체 확진자의 극히 일부에 지나지 않겠지만 절대 다수는 무증상이었고 일부만 미열과 감기증상이 있다가 호전된 경우 또한 많았다.

격리해제 되었는데도 검사에서 음성이 나와야만 직장에 복귀할 수 있어서 검사를 받으러 오는 분들은 일주일 간격으로 검사를 받으러 온다. 2020년 여름 이전에는 '검사하고, 검사하고, 또 검사할' 수 없었던 이유 중 하나가 비용문제였다. 보건소에서도 '너무 아닌 것 같은 사람'은 검사를 거부했는데, 인적 물적 자원이 부족했기에 오는 사람들 전부를 다 검사하는 일은 불가능했을 것이다. 병원에서도 증상이 있는 경우에만 건강보험 급여 적용이 되었기 때문에 검사를 받고 싶어도 받을 수 없는 경우들이 많았다.

사회적 거리두기 2단계 이상 시기에는 감염이 지역사회감염으로 이미 번졌다고 판단했기 때문에 병원에서도 증상과 관계없이 건강보험 급여 적용 후 본인부담금 0원으로 검사를 할 수 있게 되었다. 게다가 보건소와 임시검사소에서도 검사를 받을 수 있었기에 돈이 없어서 검사를 못 받는 일은 없게 되었다. 그렇다면 건강보험 급여를 받을 수도 없고 생돈 7만 원 이상을 내고 검사를 받아야 하는 경우도 있을까? 있다. 한 번 확진이 되었던 환자들의 경우다. 이들은 개인의 필요에 의해 검사를 하는 것으로 간주되기 때문이다. 돈 내는 것도 서럽고 직장 못 가는 것도 서럽지만 가장 서러운 일은 일주일 간격으로 검사해도 최소 한 달은 음성이 안 나온다는 것이다.

하루는 격리해제 된 지 일주일 된, 아무 증상도 없는 확진자가 검사를 받으러 왔다. 감염력도 없고 격리해제를 해도 된다고 해서 생활치료센터에서 퇴소했는데 음성이라고 찍힌 증명서가 없으면 회사에 출근할 수가 없으니 검사를 받고 싶다고 했다. 그 순간 속으로 긴 한숨이 나왔다. 검사를 하지 않아도 양성으로 나올 것을 알고 있었기 때문이다. 그리고 진료비와 검사비를 지불하고 집으로 돌아간 후, 일주일 뒤에 다시 올 것이라는 것도. 그래서 조심스럽게 물어보았다.

"지금 검사하면 아마 양성으로 나올 거예요. 한 이삼 주 뒤에 오시면 어떨까요?"

그러나 이렇게 말해도 알았다며 그냥 가는 분은 아무도 없다. 한 달 간 양성이 나올 수 있다는 정보를 이미 들어서 머리로는 알고 있어도 그래도 아닐 거라고, 음성으로 나올지도 모른다는 희망을 마음에 품고 오기 때문이다.

어떤 분은 확진되어 생활치료센터에 있는 동안 발열이나 호흡기 증상이 전혀 나타나지 않았다. 퇴소 후에도 두 달 정도 아무 증상도 없었다. 그러나 검사결과는 계속 양성이었다. 그러다 뒤늦게 열이 나고 목이 아프고 가래가 심하게 생겨서 진료를 받아야 하는 상황이 되었다. 이제야 진짜 코로나 증상이 나타나는가 싶어 두려운 마음으로 검사를 받았는데 결과는 음성이었다. 무증상 코로나는 다 나았고 다른 바이러스 때문에 감기가 걸린 것이었다.

만약 배가 아프고 토하고 설사하는 장염에 걸린 사람이 있다고 해보자. 열이 나니 코로나 검사를 할 것이다. 양성이 나오면 "코로나19는 호흡기 증상뿐만 아니라 소화기 증상도 일으킬 수 있다!"고 할 것이다. 이게 무슨 뜻일까? 코로나19가 소화기 증상을 일으켰는지 확인하려면 코를 찔러서 검사할 것이 아니라 구토물이나 대변으로 검사해야 앞뒤가 맞는 것 아닌가? 장에 탈이 났는데 열이 난다는 이유만으로 코로나 검사를 하는 게 맞는 것일까? 오히려 이 경우는 무증상 코로나19 감염에 다른 장염

바이러스 때문에 장염에 걸린 것으로 보는 것이 타당하지 않은가? 다른 바이러스는 아무 것도 검사하지 않는 상태에서 코로나19와 다른 질환을 비교하며 코로나19가 무시무시하다고 말하는 것 자체가 어불성설이다.

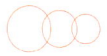

선별진료소의 겨울1
시약은 얼고, 고글은 날아가고

　겨울부터 시작된 코로나19 사태는 봄, 여름, 가을을 지나 두 번째 겨울을 맞이했다. 첫 번째 겨울은 그나마 소한, 대한은 지나서였고 절기로 굳이 따지자면 입춘이 가까운 시기였으니 그리 길지도 않았다. 당시만 해도 바이러스는 날이 더워지면 없어질 테니 조금만 더 참아보자고 말하는 사람들이 많았다. 무슨 근거로 그렇게 생각하는지 물어보면 원래 오뉴월에는 개도 감기가 안 걸린다며, 호흡기 질환은 여름이 되면 줄어들기 때문이라고 했다. 재미있는 건 코로나19를 감기라고 하면 발끈하고, 코로나19의 위험성을 말하면 감기처럼 별 거 아니지 않느냐고 여기는 것이다. 일각에서는 2020년 3월에 개학을 하지 말고 이참에 우리나라도 외국처럼 가을 학기제로 바꿔 9월부터 새 학년을 시작하자는 주장도 있었다.

그러나 확진자는 다음 해 겨울까지 줄지 않았다. 그리고 선별진료소 근무자들은 '진정한 지옥'을 맛보았다. 코로나19 검사는 음압시설(병실 내부의 압력을 외부보다 낮게 유지함으로써 병실 내 공기가 외부로 유출되는 것을 차단하고 병실 내부에 있는 자체 정화시설을 통해 정화된 공기만 외부로 배출하는 시설_저자 주)이 갖추어진 실내 공간에서 시행되기에 주기적으로 공간 안쪽을 소독해야 한다. 검사 즉시 결과를 확인할 수 있다면 양성이 나온 경우에만 소독하면 되지만 적어도 한나절이나 한밤을 지나야 결과가 나오기 때문에 계속 소독을 하는 것이다.

하지만 이것은 현실적으로 불가능한 일이고 많은 임시검사소에서 야외 검사 시행을 하는 이유이기도 하다. 감염 규정상 야외에서 검사를 할 경우 닿을 벽이 없다는 이유로 굳이 주변을 소독하지 않아도 된다고 한다. 이게 무슨 말인가 싶겠지만 규정이 그렇다. 내가 근무한 선별진료소뿐만 아니라 보건소나 광장, 지하철역, 기타 지역의 교통요지 등에 설치된 천막형 임시검사소도 야외 검사를 시행한다.

선별진료소는 거의 24시간 문을 열어둔다. 단순히 코로나19 검사만 하는 곳이 아니기 때문이다. 열이 나고 아픈 환자들은 새벽에도 밤에도 진료를 받으러 오는데 열이 나는 환자는 응급실을 포함해 병원 건물 안에 들어갈 수가 없기에 선별진료소를 24시간 운영하는 일은 필수이다. 만약 병원에 들어간 환자가 코로나19 확진자일 경우 다음날 그 병원은 건물 전경과 함께 '00병원 코로나19에 뚫려 폐쇄 결정!'과 같은 자극적인 기사와 함께 1면 헤드라인에 뜰 것이 틀림없다.

거리두기 방역 지침에 식당 등을 밤 9시나 10시까지만 영업하는 것으로 정했을 때 많은 이들이 "코로나19는 밤에는 안 걸리나요?"라고 의아해했지만 코로나19는 밤낮을 모르기에 선별진료소는 24시간 운영해야만 했다. 여기에서 선별진료소의 문제가 발생했다. 선별진료소가 밤이나 낮이나 운영되고 있는 상황에서 밤이나 새벽에는 코로나19 검사를 시행하지 않기로 병원에서 결정했다 하더라도 누군가 해달라고 우기면 안 하기가 쉽지가 않은 것이다.

한겨울, 천막으로 만든 선별진료소에서 일하거나 기다린다는 것이 어떤 경험인지 겪어본 사람만이 알 것이다. 검사를 받는 사람이 재채기를 하는 미람에 바이러스가 튀어서 건물 안에 있는 다른 사람들에게 감염을 시켰는데 하필 그 바이러스가 코로나19일 수 있으니 '그것을 막는 일'이, 영하 10도가 넘는 야외에서 선별진료소 근무자들이 방호복을 입고 코로나 검사를 하거나 진료를 하는 일보다, 열이 나는 일반 환자가 병원 안에 들어가지 않는 일보다, 검사를 받는 사람들이 덜덜 떨면서 기다리는 일보다 과연 더 크고 심각한 일일까?

    2021년 3월 31일 00시 기준 우리나라 코로나19 검사 건수는 7,707,800건이다. 인구의 10퍼센트를 넘는 수가 코로나19 검사를 받은 것이다. 이 중 양성, 즉 확진은 103,088건이다. 70명 정도 검사하면 한 명 정도 확진이 나온다는 뜻이다. 우리 병원 선별진료소에서도 검사를 많이 하던 시기에는 하루 100건 이상 시행하였고, 그런 날은 하루 한 두 명은 확진이 꼭 나왔다. 보건소와 임시 검사소에서 쉽게 검사를 받을 수 있도록 한 2020년 12월 14일 이후로는 검사 건수가 많이 줄어 하루 20~40명 정도 시행하는 날도 있었는데, 확진자가 없는 날도 있었고 있는 날도 있었다.

    한겨울 바람이 쌩쌩 부는 밤, 선별진료소에 열이 나는 환자가 20명, 열은 나지 않지만 코로나19 확진자와 접촉해서 검사를 받으러 온 사람들이 5명이 왔다고 해보자. 열이 나는 환자와 코로나19 검사를 받으러 온 사람들은 병원 격리실이 비어 있는 경우가 아니면(이런 경우가 많지 않으며 굳이 격리실까지 가지 않아도 되는 분들도 많다_저자 주), 바깥에서 진료나 검사를 시행한다. 선별진료소 근무자들 또한 이 분들과 접촉을 최소화하기 위해 근무가 끝난 후 바로 벗을 수 있는 수술복 류의 얇은 면 소재 근무복 위에 방호복, 페이스 쉴드, 장갑, 감염 방지 모자, 필요시 고글 등을 착용하고 그 위에 비닐로 된 일회용 앞치마도 입는다. 아무리 추운 겨울이라도 패딩 점퍼나 털 코트 등을 입지는 못한다. 확진 환자가 나오면 패딩 점퍼든 털 코트든 버리거나 탈탈 털릴 정도로 세탁을 해야 하기 때문이다.

최선을 다해 방호 태세를 갖춰도 천막을 나가는 순간 광폭으로 불어 닥치는 찬바람에 쉴드와 고글은 날아가 버리고 앞치마는 펄럭거린다. 바이러스를 막기 위한 앞치마지만 인정사정없는 겨울바람 앞에선 한낱 무용지물이다. 심지어 건전지로 작동하는 고막체온계는 영하의 날씨에는 쓸모가 없어진다. 두꺼운 겨울용 외투를 입고 오신 분들에게 혈압을 재야 하니 옷을 벗으라고 말하기도 어렵다. 이뿐만이 아니다. 손가락에 끼워서 맥박 산소 포화도를 측정하는 장치는 손가락 끝이 너무 차가워서 맥박 인식을 못 하는 지경이다. 정상적인 진료가 될 수 없는 환경인데도 '열이 니서', '코로나19일 수 있어서' 병원 안으로 들어가면 안 된단다.

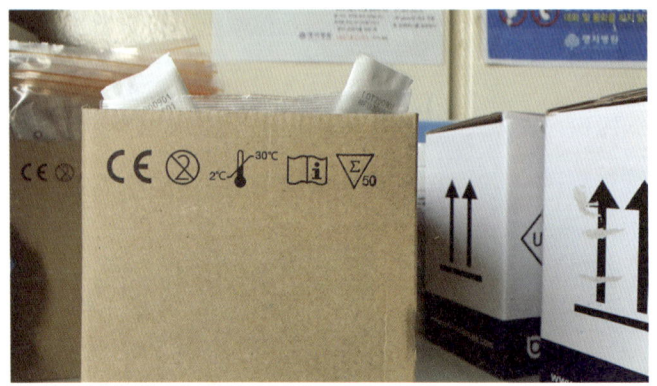

코로나19 검체를 담는 시험관은 2~30도 사이에서 보관하라고 되어 있으나, 바이러스 감염 우려 때문에 바깥에 두는 경우가 많다. 겨울에는 시험관 내 배지 액체가 어는 일이 허다하다.

 2020년 말부터 코로나 방역 대책이 '역병을 막는다'는 뜻의 방역이 아니라 '역병을 찾아낸다'는 뜻의 방역이 되었다. 2020년 12월 14일부터 보건소와 시, 군, 구에서 운영하는 임시검사소에서도 평일 휴일 할 것 없이 밤 8~10시까지, 그것도 일부 지자체에서는 익명으로 검사를 시행한다고 하였다. 감염의 고리를 끊으려는 취지일지는 모르겠지만 감염의 고리를 끊으려면 확진자나 자가격리자를 확실히 격리해야 효과가 있는데 격리해 둘 시설도 없고 자가격리자 관리 자원도 충분하지 않은 상황에서 어떤 효과가 있을지 이해가 되진 않았다.

 그래도 그 무료 검사소들 덕분에 병원의 선별진료소 근무자들이 조금이나마 편해진 건 사실이다. 검사를 받기 위해 밤늦게 응급실을 찾는 사람들도 줄어들었다. 그러나 그 편안함은 한때였다. 얼마 지나지 않아 한파주의보가 발령되면서 임시검사소들이 시작하는 시각이 늦어지고 마감시각이 당겨졌다. 지역마다 차이가 있었지만 오전 9시부터 밤 9시까지 하던 검사를 오전 11시부터 오후 3~4시로 줄인 것이다.

솔직히 마음 한 편에서 "이게 뭐지?" 하는 생각이 솟았다. 물론 알고 있다. 호된 시집살이를 한 며느리가 나중에 시어머니가 되었다고 며느리한테 똑같은 행위를 하는 것은 잘못된 일이다. 우리가 추위에 떨면서 24시간 일했다고 해도 남들도 그러길 바라는 건 아니다. 더 이상 이런 이상한 형태의 근무가 지속되면 안 되는 일이다. 그래도 섭섭하고 화가 났던 것 또한 사실이다. 우리는 칼바람을 맞고도 24시간 해야 하는 줄 알고 선별진료소를 지켰는데 말이다.

그러나 결론은 정해져 있었다. 어떤 어려움 속에서도 진료를 멈출 수는 없었다. 밤에 열이 나서 너무 아프고, 호흡기 증상이 심해 숨넘어가는 환자들을 코로나19가 의심된다고 외면할 수는 없기 때문이다. 사람들마다 절실한 사연들이 있는데 춥다는 이유로 진료를 안 할 수는 없었다.

"검사를 안 받으면 출근하지 말래요. 출근을 못하면 일당이 깎여요."

"중요한 시험을 치러야 하는데 검사를 꼭 받고 오래요."

생사를 오가는 사람을 살리고, 병원 내 환자들 절반 이상이 급성 폐렴에 걸려 중환자실로 옮겨야 하는 사태를 막을 수만 있다면 영하 13도가 아니라 40도에서도 일할 수 있다. 하지만 추위와 바람과 잠을 참아가며 검사를 해도 70건당 한 건 양성이 나오고, 심지어 그 바이러스에 감염되어 사망하는 사람은 감염자 중 2퍼센트 미만이며, 그 사망자의 60퍼센트는 80세 이상이다. 심지어 80세 이상이라서 사망한 건지 바이러스에 감염되어 사망한 건지조차 불분명하다.

상식적으로 이해할 수 없는 일들도 많았고, 기가 막힌 일들도 당했다. 우리만 왜 이렇게 힘들어야 하냐며 잠시 마음이 꺾였던 것도 사실이었다. 그래도 우리는 추위를 참아가며 일했다. 아파도 안 된다며 기를 쓰고 일했다. 열이 나면 2주간 격리 당해 동료들에게 피해를 줄까봐, 혹시라도 진짜 아픈 환자가 진료를 받지 못하게 될까봐.

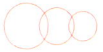

선별진료소의 겨울2
영하 13도에도 아기는
밖에서 떨어야 했다

 겨울은 약자들에게 가혹하다. 재난은 약자들에게 더 가혹하다. 겨울의 재난은 약자들에게 상상 이상으로 가혹하다. 전통적으로 겨울은 감기와 독감, 폐렴의 계절이다. 코로나19 사태 이후 가히 범 바이러스 백신(universal virus vaccine)이라 할 수 있는 마스크를 착용하며 눈에 띄게 호흡기질환은 줄었다. 건강한 사람들은 마스크와 손 씻기만으로 겨울을 무사히 넘겼다. 코로나19도 감기도 걸리지 않고 말이다. 그리고 열이 나고 아픈 사람들을 비난한다.

 "조심하면 안 걸리고 살 수 있어."
 "네가 손을 잘 안 씻었나 보네."

이 세상엔 건강한 사람들만 있는 것이 아니다. 코로나19 사태를 이렇게 난리를 치며 보내는 것도, 건강한 사람들까지 백신을 맞으라고 하는 것도 결국 그 '기저질환자들'이 위험하기 때문이다. 건강한 사람들이야 사실 코로나19에 걸려도 괜찮다. 하지만 기저질환자들은 위험하기 때문에 그들을 위해 거리두기를 하고, 전 국민이 백신을 맞고, 감염의 고리를 끊으려는 것이다. 코로나19에 가장 취약한 기저질환은 상식적으로 볼 때 다른 어떤 것보다 기존 만성 호흡기 질환, 또는 면역력이 많이 떨어진, 일반적으로 백혈병 등 항암치료를 받는 환자일 것이다.

기존 만성 호흡기 질환자라 함은 여러 가지 호흡기 관련 질병으로 평소에 감염이 되지 않아도 항상 호흡곤란이 있거나 가래가 있는 환자일 것이다. 뇌병변이 있는 경우 심지어 아주 어린 아기들이라도 목에 구멍을 뚫고 집에서 기계를 달아 호흡을 하고 흡인기(석션)로 수시로 집에서 가래를 뽑아내야 하는 경우도 있다. 이런 분들은 감기만 걸려도 쉽게 폐렴에 이르고 사망할 위험이 높아서 신경을 많이 써야 하고, 호흡곤란 증상이 조금만 심해져도 바로 응급실이라도 가야 한다.

사실상 이런 분들은 코로나19 사태 이전에도 증상이 크게 다르지 않았다. 사람들이 두려워하는 것이 열이 나면 코로나19

에 감염되어 갑자기 폐렴으로 진행되어 심한 경우 사망하거나, 폐가 영구히 손상되어서 평생 호흡곤란 증상을 가지고 살아야 하지 않을까 하는 것일 텐데 코로나19 사태 이전에도 이분들은 항상 갑자기 폐렴으로 진행되거나 폐가 영구히 손상될 가능성이 있었기 때문에 달라진 것은 없을 터였다.

그러나 실상은 아주 크게 달라졌다. 코로나19 사태 이전에는 밤에 갑자기 호흡곤란이 심해지거나 열이 나면 응급실로 갔고, 아무리 정신없이 바쁘게 돌아가는 응급실이라고 해도 이런 환자는 어떻게든 들어오게 해서 진료를 했다. 반면 코로나19 사태 이후에는 기본적으로 호흡곤란 환자, 특히 호흡곤란에 열까지 나는 환자를 꺼리게 되었다. 혹시라도 코로나19 환자일지도 모르니까.

이런 환자들을 더 열심히 치료하고 싶어도 그러기가 어렵다. 의사가 감염되면 하루에 진료해야 하는 백여 명의 환자들을 진료하기 어려워진다. 응급실에 있는 다른 환자들에게 감염이라도 되면 더 큰일이다. 이런 환자는 격리실에서 진료를 해야 하는데 병원마다 격리실이 전체 병상의 10~20퍼센트에 불과하다. 겨울에는 절반 이상의 환자들이 열 또는 호흡곤란 증상이 있는데 격리실 아닌 일반 병상이 비어 있어도 환자를 수용하지 못하고 숨넘어가는 모습을 문 밖에서 보고만 있어야 하거나, 119 구급대에서 전화 오면 격리실이 없어서 안 된다고 할 수밖에 없는 것이다. 그러는 동안 위급한 환자들이 구급차에서 몇 시간씩 있어야 한다. 격리실이 항상 부족하기 때문이다.

이런 상황을 반복해서 겪다보면 정말로 안타까운 마음이 생긴다. 도대체 이 코로나19 정책은 누구를 위한 것인가? 사망할 수도 있는 기저질환자들을 보호하기 위해 백신도 맞고 거리두기도 하는 것인데 호흡곤란이 심한 기저질환자들이 응급실에서 빠른 진료를 받지 못하는 이상한 일이 벌어지고 있다. 건강한 사람은 건강한 사람대로 활동하기 어렵고 그렇다고 기저질환자들을 위한 최선의 정책도 아닌 이 상황을 누가 속 시원히 설명이나 해주면 좋겠다.

기저질환자들도 안타깝지만 가장 속상한 것은 아기들이다. 아기들은 원래 열이 잘 나는데 특히 밤에 열이 많이 난다. 의학적으로 설명하지 않아도 아기를 키워보신 분은 누구나 공감할 것이다. 밤에 열이 잘 나는 이유는 간단하다. 아기가 아플 경우 소아청소년과에서 해열제가 포함된 약을 아침 점심 저녁 약으로 지어준다. 밥 먹는 사이에 먹거나 하루 네 번 먹으라고 주는 데도 있지만 먹는 방법이 복잡하면 약을 챙겨먹기가 어렵기 때문에 대개는 하루 세 번 먹는 방법으로 약을 주는 것이다. 아침식사와 점심식사 사이의 시간과 점심식사와 저녁식사 사이의 시간, 그리고 저녁식사와 다음날 아침식사 사이의 시간 차이를 비교해보면 유독 왜 밤에 열이 잘 나는지 이해가 될 것이다. 아기를 처음 키우거나 아주 어린 아기일 경우 열이 나면 무조건 당황할 수밖에 없다. 늦은 밤이든 새벽이든 응급실부터 찾게 된다. 하지만 아기들 역시 열이 나기 때문에 대부분 천막이나 컨테이너에서 진료를 받는다. 열이 나는 환자와는 접촉도 많이 하지 말라고 하니 꼼꼼하게 진료하기도 어렵다. 인터넷 지역 커뮤니티 중 '맘 카페'라는 곳에는 소아청소년과 의원을 평할 때 '청진기도 한 번 안 대 보더라. 죄다 엉터리 진료'라는 댓글이 많이 달린다. 엄마들의 속상한 마음이 백 번 이해된다. 청진기 한 번 안대는 게 다 엉터리 진료라면 선별진료소나 코로나19 진료나 다 엉터리인 셈이다.

하지만 야외에 있는 선별진료소에서 청진기를 대기도 어렵다. 일단 너무 춥다. 이런 상황에서 아기의 옷을 벗기고 청진기를 갖다 댈 수 있을까. 심하게 말하자면 선별진료소에서 아기를 진료하는 행위는 아동 학대나 마찬가지다. 아동학대는 범죄이고 신고대상이다. 아동학대를 인지하고도 신고하지 않은 의료인은 벌을 받는다. 그런데 코로나19를 핑계로 아무렇지도 않게 아동

학대를 하고 있는 것은 아닌가. 입장 바꾸어서 내가 아기의 보호자라면 너무나 화가 나서 참을 수가 없을 것이다. 그런데 의외로 아기 부모나 보호자들은 이런 부조리한 상황에 대한 불만이 적다. 열이 나는 아기를 밤에 진료해주지 않는 응급실도 많기 때문이다. 또는 코로나19 검사만 하고 이렇게 말하기도 한다.

"검사 결과 음성 나오면 다시 병원에 오시고, 일단 해열제만 먹이세요."

이럴 거면 왜 응급실에 오겠는가? 적어도 해열제 먹일 줄 몰라서 오는 부모는 없을 것이다.

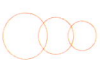

자가격리자들의
2주일

    확진자가 많을 때는 하루 1,000명 이상, 적을 때는 100명 이내로 발생했다. 확진자들은 역학조사관에 의해 동선 분석에 들어가기 때문에 1명당 적게는 2~3명, 많게는 10여명의 자가격리자를 양산한다. 잘 알려진 것처럼 코로나19 사태 초기에는 해외 입국자가 주된 확진자였다. 입국 후 2주간 자가 격리 후 음성으로 확인되면 격리해제가 되어 세상으로 나갈 수 있게 정했던 것이다. 해외에서 입국하는 사람들은 대부분 귀국 후 2주간 자가 격리 할 것을 각오하고 오는 것이므로 그에 맞춰서 일정을 잡는다. 비행기나 배로 나라 간 이동하는 일은 버스나 지하철 타고 옆 동네 가는 것보다 훨씬 많은 것을 고려하고 이루어지기 때문이다.

확진자가 주로 지역사회 감염에 의해 발생하는 시기에도 같은 규정을 적용했다. 확진자 밀접 접촉인데 검사결과 음성인 경우 2주 동안 자가 격리를 해야 하는 것이다. 어느 날 갑자기 하던 일 다 접고 2주간 집에 있어야 한다. 그 사람들이 돌아다니는 사이에 양성으로 검사 결과가 바뀌어서 본인도 모르는 사이에 전파를 시킨다는 이론에 근거한 것이다. 운이 좋아서 코로나19를 이리저리 피하며 1년여 간 검사 한 번 받지 않고 지낸 일반 보통 사람들이나 정책 결정 과정에 참여하는 예방의학자들과 감염학자들은, 자가격리자들이 2주간 집에 가만히 있다가 음성 판정을 받고 나올 것이니 감염의 고리가 잘 끊어질 것이라고 생각할지도 모른다.

하지만 이것은 천만의 말씀이다. 물론 우리나라에는 착한 사람들이 훨씬 더 많기 때문에 대부분의 자가격리자들은 본인의 불편함이나 생계의 위험을 감수하고서라도 2주간 자가 격리를 잘 한다. 하지만 문제는 그런 사람들만 있는 것이 절대 아니라는 것이다. 음주운전을 하면 면허가 취소되고, 흉악한 범죄를 저지르면 그에 맞는 벌을 받는다. 그런데도 음주운전자나 흉악범죄자가 없어지지 않는 이유는 뭘까? 벌을 받으려면 들키는 단계까지 가야 하는데 드러나는 범죄도 있지만 그렇지 않은 범죄들도 있기 때문이다.

자가 격리도 마찬가지이다. 자가 격리의 목적이 방역 당국에서 주장하는 것처럼 감염의 고리를 끊기 위한 것이 되려면 음주운전이나 흉악범죄보다 더 확실하게 잡아내야 한다. 중한 범죄여서가 아니라 감염 확산을 막기 위해 불편을 감수하고서라도 지켜야 하는 자가 격리 제도를 만든 것이기 때문이다. 자가 격리를 완벽하게 하려면 출소한 조두순을 24시간 감시하는 것처럼 해야 하는데 과연 가능한 일일까? 확진자가 하루에 200명만 발생해도 자가격리자는 천명 가까이 발생한다. 보건소 직원이 수십 배 늘어나지 않는 이상 불가능한 일이다.

"자가격리자인데 교통사고가 나서 왔어요."

가끔 이런 환자들이 찾아온다. 그나마 이런 경우는 나은 편이다. 방역수칙을 위반한 걸 수도 있지만 자가 격리 통보를 받고 집으로 가던 중에 사고를 당한 것일 수도 있다. 그러나 나라에서 시키는 건 무조건 하기 싫어하고, 범죄자가 되어 형을 받는 것에 대해 심각하게 생각하지 않는 사람들도 많다는 것을 선별진료소에 있으면서 크게 깨달았다. 방역수칙을 어긴 사람들까지 옹호하고 싶은 마음은 없다. 진짜 문제는 환자들이다. 원래 병원을 계속 다녀야 되는 환자들, 혈액투석, 재활치료, 항암치료 등을 해야 하는 사람들조차 확진자인지 몰랐던 사람과 만났다는 이유만으로 생명이 위태로운 상황이 될 수 있는 것이다.

보도되는 내용이나 언론기사를 보면 자가격리자들도 보건소 신고 후 일반 환자들과 분리된 절차에 따라 적절한 진료를 받을 수 있다고 되어 있다. 이론적으로는 가능한 일이다. 그러나 과정을 살펴보면 절대 만만한 일이 아니다. 보건소 신고 후 보건소에서 진료 가능한 병원 선정(이 과정에서 병원과 통화를 하는데 대부분 격리실이 차 있거나 자가격리자가 사용할 수 있는 병실이 없다는 이유로 거부당한다. 그도 그럴 것이 자가격리자가 몇 천 몇 만 명이 될 거라고 생각하고 거기에 맞추어 격리실을 만들지도 않았을뿐더러, 그 환자들이 자가격리자만 아니면 굳이 큰 종합병원을 갈 필요도 없는 경우가 대부분이기 때문이다_저자 주), 어렵사리 병원 선정 후 보건소 구급차나 119가 도착할 때까지 기다림(119 구급차가 모두 응급출동을 나가면 더 기다림_저자 주), 병원 도착 후 격리실이 준비될 때까지 기다림, 2~3개의 문을 통과해서 격리실로 들어감, 막상 들어갔으나 외래에서만 진료 가능한 기구나 시설이 필요한 진료는 자가격리 끝난 후 다시 오라고 함, 응급처치만 받음, 귀가시켜 줄 차를 보건소에 보내 달라고 요청, 차가 없다고 하면 방역택시를 호출해야 하는 과정을 모두 마쳐야 진료가 가능한 것이다.

하루 10명을 진료할 수 있는 시설과 인력이라면 이런 경우 하루 1명도 제대로 진료할 수가 없다. 하지만 확진자가 늘수록

자가격리자도 기하급수적으로 는다. 결국 공정하지 않은 방법을 취하거나 운이 좋은 사람들만 치료의 혜택을 받는 것이다.

진짜 큰 문제는, 자가격리자들이 급성 심근경색이나 뇌출혈 등 응급치료를 받아야 하는 상황에서도 절차가 똑같이 작동한다는 것이다. 뉴스에서도 급성 맹장 수술을 못 받은 어린이, 화상 치료를 못 받은 어린이 등이 보도된 적이 있다. 언론에 나오는 경우는 극소수인 데다 기자들조차 상황을 모두 다 알지 못한다. 자가격리자들이 건강을 지킬 권리는 코로나19 시대에 없다고 해도 과언이 아니다. 그런데도 아직까지 확진이 되지 않고 자가격리인 게 그나마 다행이라고 한다. 사실 다행이긴 하다. 확진이 되면 상상할 수 없을 만큼 어마어마한 제약들이 생기며 그로 인해 인생이 바뀌는 일도 다반사기 때문이다.

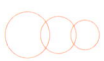

응급의학과 의사,
쌍꺼풀 수술 실밥을 풀다

　많은 병원에서 자가격리자들을 병원 안으로 들어가지 못하게 한다. 자가격리자가 아파도 치료를 하기는커녕 혹시라도 뒤늦게 코로나19에 감염된 사실이 드러난 것일까봐 쫓아내기 급급하다. 규정상으로도 자가격리자는 자가격리가 원칙이라 진료거부 등으로 의사가 잡혀가는 일은 없다. 아무리 생각해도 코로나19 정책이 환자의 치료보다 감염의 고리를 끊는 것에만 집중하는 듯하다.

　자가격리기간 내에 진료를 받아야 하는 경우는 '음압시설이 갖추어진 격리실'에서만 가능하다. 우리나라는 병원이 많은 편이다. 대도시는 동네마다 전문 과목 의원들이 있고, 중소도시에도 기본 진료가 가능한 의원들이 있다. 그리고 대부분의 병의원에는 항상 환자들이 대기 중이다. 그럼에도 불구하고 대학병원 외래와 응급실은 항상 미어터진다. 의원도 병원도 다 필요하니까 있는 것이다. 어디가 아픈지, 얼마나 아픈지에 따라 각각 다른 의료기관을 선택하는 것이다.

그러나 자가격리자들이 갈 수 있는 곳은 딱 한 곳이다. 바로 선별진료소이다. 열나는 환자, 호흡기 증상 환자, 자가격리자, 코로나 검사를 원하는 사람들이 아프거나 기타 이유로 병원 진료를 받아야 할 때도 갈 수 있는 곳은 선별진료소뿐이다. 선별진료소에 모든 과의 전문의가 기다리고 있는 것은 아니다. 천막 또는 가건물에 준비해둔 진료 도구들만 있을 뿐이니 진료소라는 이름조차 옹색하다. 내가 근무하는 병원에서는 응급의학과에서 선별진료소를 담당했지만 대부분의 병원에서는 선별진료를 위한 인원을 별도로 두지 않고 모든 의사가 돌아가면서 진료하고, 필요시 해당 과 진료를 받는 흐름으로 운영했다. 하지만 그냥 해당 과 진료를 받으면 되는 것보다 한 단계가 더 포함되고, 자가격리자라는 낙인 때문에 대부분 진료를 꺼려하므로 결국은 선별진료소에서 일차 처치 후 자가격리 기간이 끝날 때까지 기다리는 수밖에 없었다. 그나마 자가격리자들이 폭증한 이후로는 골든타임을 적용하려는 노력 자체도 사치가 되어 버렸다.

그러다 보니 나 또한 여러 가지 일을 하게 되었다. 전문 과 선생님에게 연락해서 바쁜 중에 우주복 수준의 방호복을 입고 나오게 하느니 내가 하자고 생각했다. 응급의학과 의사가 못 할 일이 뭐가 있으랴? 해외에서 입국한 날 공항에서 넘어져서 이마가 찢어져서 봉합술이 필요한 어린이가 온 적이 있었다. 14일간 누가 이 어린이를 치료해 주겠는가? 보호 장구를 다 착용하면 눈앞도 제대로 안 보이는데 그렇게 안 하면 감염수칙 위반으로 잡혀갈 판이니 기도하는 마음으로 한 땀 한 땀 봉합하기도 했다. 하루 종일 집에만 있다 보니 반려견과 싸우다가 물어뜯기는 경우도 많았다. 빠른 처치를 하지 않으면 감염의 위험이 커질 터였다. 코로나19보다 더 위험한 세균에 의한 감염이 높은데 치료를 안 할 수는 없었다.

가장 기억에 남는 일은 쌍꺼풀 수술을 한 환자의 실밥을 뽑아야 할 상황에 처한 일이다. 쌍꺼풀 수술을 한 바로 다음날 가족이 확진 판정을 받아 자가격리자가 되었다고 했다. 이 시국에 무슨 쌍꺼풀 수술이냐고 할지도 모르지만 방역수칙을 어긴 것은 아니었다. 자가격리자만 되지 않았더라도 아무 문제없이 실밥을 뽑았을 것이다. 응급의학과 의사라 봉합엔 자신 있었지만 실밥을 푸는 일은 응급실에서 거의 해본 경험이 없었기에 심폐소생술보다도 더 큰 미션이었다. 결국은 성형외과 의사의 도움을 받앉다.

그 외에도 온 가족이 확진되어 홀로 남겨진 청각장애인, 지체장애인들도 많았다. 집에서 넘어져서 다쳐도 그냥 있다가 누가 신고나 해주면 보건소에 연락해서 겨우 응급처치만 받는 일도 허다했다. 만삭의 임산부는 남편과 아이가 확진되어 생활치료시설로 떠난 후 지속되는 미열에 본인도 확진일까 스트레스를 받아서 산부인과 진료라도 받기 원했으나 진료 한 번 받기 위해 하루 이상 기다리는 일도 비일비재했다. 이런 체계로 코로나19 감염의 고리를 끊을 수 있을지는 모르겠지만 하루 사망자 10명 전후인 코로나19 환자 구제하려다가 엉뚱한 환자들 큰일 나게 만들진 않을까 걱정스럽다.

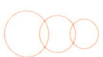

소방, 보건소의
끝이 없는 고생

 한 병원에서, 그것도 응급실에서 월급 받고 일하는 일개 의사로서, 보건소 근무자들을 만나거나 이야기할 일은 많지 않다. 부끄럽지만 지역주민을 위한 심폐소생술 교육을 위해 보건소에 가는 것이 내가 보건소에 대해 아는 것의 전부였다. 보건소법 제6조에 따르면 보건소 업무는 전염병 및 질병의 예방관리와 진료에 관한 사항, 보건통계 및 보건의료정보의 관리, 지역보건의 기획 및 평가, 보건교육, 영양의 개선 식품위생 및 공중위생, 학교보건에 대한 협조, 보건에 관한 실험 또는 검사에 관한 사항, 구강보건, 정신보건, 노인보건 및 장애인의 재활, 모자보건 및 가족계획, 보건지소, 보건진료소의 직원 및 업무에 대한 지도감독, 의약에 대한 지도, 기타의료사업 및 국민보건의 향상, 증진에 대한 사항 등 아주 많다.

사실 보건소가 정확히 무엇을 하는 곳인지 모르는 사람들도 많았을 테지만, 코로나19 이후 보건소의 존재감은 더욱 커졌다. 한 가지 확실한 것은 코로나19 사태 이전에도 보건소는 많은 일을 하는 곳이었는데 여기에 코로나19가 더 얹어졌다는 것이다. 이것이 의미하는 것은 무엇일까? 코로나19확진자가 10명에서 10,000명으로 1,000배 늘었던 때도 보건소 직원이 1,000배 늘지는 않았다는 것이다.

초기엔 보건소에서도 제한적이나마 코로나19 검사를 시행했다. 지금은 하루 종일 코로나19 검사를 하는 곳이라는 인식이 생겼고 보건소 누리집을 검색하면 코로나19검사 관련 팝업이 대문짝만하게 뜬다. 대개 저녁 5시쯤 되면 보건소에서 오늘 방문한 환자가 몇 명이냐고 묻는 전화가 왔다. 아마 퇴근 무렵 하루 환자 수 집계를 위해서였을 것이다. 보건소는 아침에 출근해서 저녁에 퇴근하니 하루 동안 환자 방문수를 물어본 것이겠지만 우리 병원의 선별진료소는 24시간 가동 중이었기 때문에 하루라고 해도 언제부터 언제까지 대답해주어야 할지 난감한 적도 있었다.

그러나 차츰 보건소에서도 인력과 시설을 확충해 모든 보건소에서 검사를 시행하기 시작했다. 사회적 거리두기 2.5단계 이후부터는 상당히 늦은 시간까지 검사를 하는 것은 물론 주말과 휴일에도 쉬지 않았다. 가장 큰 업무는 아마 자가격리자 관리였을 것 같다. 확진자가 한 명 발생하면 자가격리자가 수십 명까지 발생하는데 이들이 이탈하지 않도록 하는 것도 보건소의 업무였다. 관할 지역 내 자가격리자가 100배가 늘어도 보건소 인력이 그만큼 늘지는 않았을 테니 얼마나 격무에 시달렸을지 가늠조차 되지 않는다.

선별진료소에 자가격리자가 진료를 받을 수 있는지 지속적으로 문의가 왔다. 우리 병원이 있는 곳에 거주하는 환자라면 어떻게든 수용하려고 노력했다. 인근 지역에 있는 병원에 음압시설이 없을 경우에도 우리 병원의 선별진료소로 문의가 왔다. 안타깝게도 이런 경우 진료는 불가능했다. 음압시설을 확충하기가 어렵기 때문이었다. 이럴 때 속이 타는 이들은 보건소 관계자들이다.

"환자들은 아파 죽겠다고 치료 좀 해달라고 하지만 우리로서는 선별진료소나 음압시설을 운영하는 병원에 연락을 하는 수밖에 없는데 어떡해요. 우리가 병원 진료 안 된다고 하면 이 분들 다 뛰쳐나간단 말이에요. 이걸 어떻게 다 감당합니까?"

보건소 관계자들의 시름 깊은 하소연을 들으며 안타까운 마음에 몇 번이나 눈물이 나곤 했다. 애초에 자가격리자 관리를 완벽하게 할 수가 없는 시스템이다. 재난의학을 말할 때도 언급했지만 자원이 한정되어 있을 경우 중환자를 살리는 일부터 하는 일이 우선이다. 감염력이 얼마나 될지도 모르고 있는지 없는지도 모르는 사람들을 관리하고 병원에 연계하느라 구급차를 연결하고, 10명일 때와 1,000명일 때와 거의 같은 수의 인원으로 같은 지침에 따라 운영한다는 것은, 지하철로 출퇴근하면서 자가용 승용차를 운전할 때처럼 가고 싶은 경로로 목적지에 도착하기를 바라는 것과도 비슷하다. 고생만 하고 차단 효과는 거의 없는 셈이다.

나도 사람인지라 지치고 힘들어 보건소 관계자들에게 본의 아니게 화를 많이 냈는데 이 자리를 빌어서 진심으로 사과드린다. 하루 이틀도 아니고 거의 1년 이상을 상상을 초월할 정도의 격무에 시달리신 분들에게 마음의 짐을 더 지운 것 같아 죄송하기 그지없다. 사과를 해야 할 분들이 또 있다.

바로 119 구급대원들이다. 소방서 업무는 화재, 구조, 구급이 있다. 환자를 이송하고 병원 전 처치를 담당하는 분들이 구급대원이며, 주로 응급구조사와 간호사들이다. 이분들의 노고는 정말 100쪽을 써도 다 못 쓸 것이다.

일단 내가 본 평소의 환자 이송 업무와 비교해 보겠다. 평소에는 환자 발생 시 발생장소에 가서 환자를 가장 적절한 방법으로 기본 처치 후 적절한 의료기관 응급실로 이송을 한다. 중증 환자의 경우 수용이 가능한지, 처치가 가능한지 미리 당직 의사에게 연락을 한 후 이송한다. 만약에 수용이 어렵다 하면 여러 병원에 다 전화를 한다. 2시간 내에도 병원 선정이 안 된 경우에는 소방청 구급지도의사를 통해 중앙에서 제어하는 '최악의 방법'으로 병원을 선정한다. 응급실은 항상 만원이기 때문에 이 방법을 써야 하는 경우도 많다.

코로나19 사태가 시작되었다. 이후 이송업무는 이렇게 진행된다. 환자 발생 연락을 받으면 그 환자가 열이 나거나 호흡기 증상이 있는지 확인한다. 열이 나거나 호흡기 증상이 있으면 보통 우주복이라고 불리는 레벨D 방호복을 입거나 그 정도까지는 아니더라도 얼굴과 몸을 보호하고 장갑을 낀다. 그리고 출동해서 환자를 이송한다. 수용 가능한 병원이 어디인지 일일이 전화한다. 대부분 이런 환자들은 격리병실에서 치료를 하는데 병원마다 격리병실이 그리 많지 않다.

응급실에 실려 가는 경우는 열이 나거나 호흡이 힘들어서인 경우가 많다. 그래서 이 병원 저 병원 다 못 받겠다고 하는 경우가 많기 때문에, 장거리 운전은 기본이다. 경기도 고양시에 위치하는 우리 병원에도 의정부, 양주, 연천, 포천 거주 환자는 기본이고 서울에서도 환자가 많이 온다. 열이 나는 환자를 격리실 아닌 곳에서 진료했다가 코로나19 확진이 나오면 병원을 폐쇄하고 접촉자는 다 격리시키는 와중에 진료를 거부한다고 그 모든 것이 의사의 잘못이라고 할 수 있을까? 몇 시간을 도로에서 전전하며 애타는 119 구급대원의 마음은 누가 헤아려야 하는 것일까?

내가 근무하는 병원에선 진짜 심각하게 만원일 때를 제외하고는 거의 환자를 받았다. 하지만 격리병실은 늘 부족한 상태이므로 구급차로 온 환자가 일어나 걸을 수 없을 경우 격리병실에 있는 환자가 퇴실할 때까지 119 구급대원들은 기다려야 했다. 예전 같으면 환자를 응급실 안 침대까지 모신 후 돌아갔지만, 그게 어려운 상황이 된 것이다. 그렇게 기다리다가 비로소 환자 진료가 시작되면 방호복을 벗고, 소방서로 귀소한다. 만약 그 환자가 코로나19 확진자면 구급대원들 모두 검사를 받고 검사 결과가 나올 때까지 근무를 못하게 된다.

이것뿐만이 아니다. 비응급 자가격리자 이송까지 해야 한다. 이 글을 쓰는 시점엔 아직 전국민 백신 접종이 시작되지 않았는데 이것이 시작되면 접종 장소 앞에 상시 구급차 대기까지 해야 한다고 한다. 응급환자는 누가 처치하고 이송하라는 걸까? 이제 조금만 더 고생해 달라, 조금만 더 힘내달라는 말도 죄송하고 미안해서 감히 못 드리겠다.

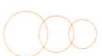

검사 결과는
조작할 수 없다

 코로나19 검사 결과는 조작할 수 없다. 이 말이 처음 나오게 된 계기는 '사랑제일교회 사건'인 것으로 기억한다. 당시 이런 소문이 돌았다.

 "정부에서 종교 탄압, 반정부 세력 탄압을 위해 실제로 코로나19 감염 안 된 사람들을 양성으로 결과를 내보낸다. 그러니 보건소에서 검사를 받지 말고 민간 병원에서 검사를 받아라. 보건소에서 양성이 나도 민간 병원 선별진료소에서는 음성 나오는 경우들이 있다."

 소문이 커지자 질병관리청에서 입장을 밝혔다. 검사 결과는 조작할 수 없고, 검체를 채취하는 사람과 분석하는 사람은 다르고, 검체를 모아서 분석하기 때문에 분석하는 사람은 해당 검체가 누구의 것인지도 알 수 없다고 말이다. 당연히 검사 결과는 조작할 수 없다. 그렇다고 검사 결과를 그대로 믿어도 된다는 뜻은 아니다. 미생물학적 검사 결과로 감염이 되었는지 되지 않았는지 판단하는 일은 매우 신중해야 하기 때문이다. 코로나19 RT-PCR 검사 결과는 '확인'이 아닌 '판독'이며, 자격을 가진 진단검사의학과 전문의에 의해 이뤄진다. 나도 의사지만 결과를 본다한들 양성인지 음성인지 알 수는 없으며 검사실에서 통보한 결과에 따라 다음 처치를 하는 것이다.

그러면 이러한 진단검사는 모두 전문의에 의해서 이루어지는가? 그렇지 않다. 보통 가정에서 비 전문가들도 시행하는 진단검사도 여럿 있다. 대표적인 것이 혈당검사, 임신반응검사이다. 이런 검사들은 눈으로 보고 바로 판독이 가능하다. 하지만 그렇지 않은 경우도 있다. 예를 들어 임신반응검사의 경우 희미한 두 줄이 나타났을 때 어떻게 해석하는 게 좋을까? 애매하다면 병원 진료를 통해 의사의 판단을 들어야 한다. 이때 판단은 '희미한 두 줄'을 가지고 분석하는 게 아니라 초음파 검사나 환자 증상 등으로 종합적으로 판단하는 것이다. 즉 진단검사 결과만 가지고 환자의 질환여부를 판단하는 일은 많지 않다. 진단검사 결과만으로 판독하는 경우라 할지라도 진단검사의학 전문의의

숙고가 필요하다.

코로나19 검사인 RT-PCR 검사는 유전자를 증폭시키는 검사하다. 쉽게 표현하면 유전자를 키워서 바이러스 유무를 밝히는 것이다. 검사 기계에 넣으면 양성과 음성으로 결과가 딱 나오는 것이 아니기에 값이 애매한 경우 전문의의 판독이 필요하다. 그러나 이것이 '조작'이나 '주관적 판단'은 절대 아니다. 엑스레이나 시티를 찍었는데 의학적 지식이 전혀 없는 이들도 명확히 골절을 알 수 있을 정도로 뚝 부러져 있는 경우도 있지만, 골절이나 염증 여부 판단이 애매한 경우들이 훨씬 많다. 그런 걸 알아내라고 영상의학과 전문의가 있는 것이고, 판독을 로봇 같은 AI가 하기 어렵다고 하는 것이다. 코로나19 검사 결과도 마찬가지이다.

그러다 보니 검사 결과에만 의존하면 문제가 생기는 것도 사실이다. 첫 번째 문제는 RT-PCR 검사에서 양성이 나오면 확진 판정을 받고 격리되는데, 격리해제가 된 후에도 길게는 두 달 정도에 이르기까지 양성으로 나온다는 것이다. 격리 해제 및 일상생활을 해도 된다고 판정을 받아도 양성이 나오면 회사나 학교로 돌아가기 어렵다. 음성이라고 찍힌 증명서를 받기 전까지는 인정받지 못하기 때문이다. 회사에서 해고를 당하는 것은 물론 학생들도 주변의 따돌림 때문에 전학을 가는 일마저 생겼다.

최근에는 고용노동부에서 코로나 완치자를 부당하게 해고하거나 직장에서 불이익을 주는 경우는 엄정하게 대처한다는 발표를 했지만 이미 상처를 받은 사람들은 어떻게 구제를 받을지 안타까운 마음이 사라지질 않는다.

확진 후 완치자가 많아짐에 따라 의료기관에서 이들을 어떻게 치료해야 할지도 고민거리가 되었다. 이들을 병원 안으로 들일 것인가, 선별진료소 진료만 할 것인가? 대책을 생각해 본 적이 없었기에 의료기관들도 당황할 수밖에 없었다. 그래서 진단검사의학회에서는 의미가 없다고 한 CT값(바이러스가 검출될 때까지 유전자 증폭을 몇 번을 반복했는가를 나타내는 수치로, 시약 제조사마다 권고 수치가 약간씩 차이가 있다. 차이가 있다는 것은 엄밀히 말하면 특이도나 민감도 면에서 100퍼센트 정확하다고 할 수 없는 것이다_저자 주)으로 양성이 나온 경우도 음성으로 판단하는 이상한 기준을 자의적으로 만들기도 했고, 어떤 검사결과는 양성도 음성이 아닌 'inconclusive(결론에 이르지 못하는, 결정적이지 않은)'으로 하기도 했다. 물론 이런 경우는 극히 드물고 정말로 모르는 경우에만 내는 결론이다.

이러한 과정들을 생각해보면 RT-PCR 분석을 하고, 재검하고 마지막 결과를 발표하는 과정에서 진단검사의학과 전문의들이 엄청난 고뇌를 하겠구나 싶다. 판독 결과에 따라 피검자들의 인생이 달라진다고 해도 과언이 아니기 때문이다. 격리해제 되었는데도 양성 판정이 나오는 분들의 사정이 딱하고 안타까워서 진단검사의학과 교수님과 잠시 대화를 한 적이 있었다.

"왜 inconclusive라는 결론을 내리고, 분명히 감염력이 없다고 격리해제가 된 분들인데도 양성으로 판단해야 하는 이유는 무엇인가요? RT-PCR 검사에 대해 자세한 원리는 모르니, 진단검사를 주로 하시는 교수님들이 그 간 다른 바이러스를 검사한 예나 연구 결과를 가지고 판단하실 수 있지 않나요?"

"지금까지 어떤 바이러스도 이렇게 RT-PCR 검사를 증상이 없는 사람들에게까지 무차별적으로 한 적이 없어서 선례가 없어요. 비교가 안 되는 일이지요. 진단검사의학 의사들도 뭐라 판단을 하기 어렵습니다."

대답을 듣고 보니 조금 이해가 갔다. 계절인플루엔자(독감) 바이러스도 PCR보다는 신속항원검사로 진단한다. 장염, 수족구, 감기 등 어떤 바이러스성 질환이 의심되는 환자도 무증상 접촉자까지 이렇게 무차별적으로 검사한 적은 없었다. 전무후무한 검사 폭탄이 떨어졌으니 예전 사례와 비교하기는 당연히 어려울 것이다.

두 번째 문제는 같은 RT-PCR 검사법이라도 '검체를 어떻게 채취하느냐'에 따라 민감도(양성으로 나오는 정도_저자 주)가 달라진다는 것이다. 코(코인두)와 목(인후인두)에서 면봉으로 검체를 채취하는데 가장 정확한 방법은 가래를 뱉어서 검사하는 방법이라고 한다. 실제로 코로 채취했을 때는 음성이 나왔지만 가래를 채취했을 때 양성이 나오는 일이 종종 있다. 하지만 코로나19 검사를 받는 사람들의 절대 다수가 무증상이기 때문에 가래 채취를 할 수가 없다.

감염병에 대한 대책을 세우고 방역을 하는 이유는 중증 환자와 사망 환자의 수를 줄이기 위해서이다. 그런데 이번 코로나19는 그저 검사를 열심히 하면 방역을 열심히 하는 거라고 믿고 방역 당국, 지자체, 의료기관 모두 검사에만 열을 올리고 있다. 확진자가 진짜 감염자인지도 불분명한 검사를 열심히 하는 것이 방역을 잘 하는 것이라고 정말 믿고 있는 것일까.

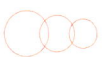

살려주세요,
응급실과 중환자실!

코로나19 이후 응급실에서 더 힘들어진 것은 다음과 같은 것들이 있다. 보호 장구를 철저히 착용하고, 음압격리실을 출입하느라 환자 한 명당 진료시간과 업무강도가 엄청 늘어났다. 음압격리실은 '전실'이라는 곳이 있어서 문이 이중으로 되어 있는데, 문 하나가 닫혀야 다른 문이 열리는 구조라 한 번 들어갔다 나오는 데만 해도 1분 가까이 걸린다. 격리실의 수는 열이나 호흡기 증상이 있는 환자의 수보다 항상 적기 때문에 환자를 밖에서 대기하도록 해야 하고, 이것이 전국적으로 일어나고 있어서, 열이 나는 환자가 우리 병원 응급실에 와도 진료를 받을 수 있는지 문의하는 119 구급대의 전화가 1분 간격으로 온다. 전화를 받느라 진료를 할 수 없을 정도다.

응급실 환자들 중 입원해야 하는 환자들은 입원 전에 코로나19 검사를 모두 시행해야 한다. 응급처치가 끝나고 빈 병실이 있어도, 코로나 검사 확인 때문에 10시간 이상 기다려야 하고, 응급의학과 의사와 응급실 간호사들이 계속 돌보아야 한다. 하지만 응급실은 계속 새로운 환자들이 오기 때문에 입원이 결정된 환자들까지 돌보는 것은 무리이다. 특히 그 환자가 코로나19 확진자이면 '국가지정격리병상'이 있는 병원으로 이동을 해야 하는데 그게 며칠씩 걸리기도 한다.

코로나19 확진자는 다른 기저질환을 가지고 있는 경우들이 많고, 실제로 다른 곳이 아파서 응급실에 왔는데 코로나19인 경우들이 많기 때문에, 무언가 처치를 해 드려야만 한다. 그런데 처치하고 있다가 국가지정격리병상이 배정되어 갈 수도 있기 때문에 함부로 손을 대기도 애매하다. 그렇다고 우리 응급실에서 사망하거나 병이 악화되면 안 되니까, 며칠씩 계속 돌보아야 하는데 코로나19 환자 처치 후 다른 환자는 진료하면 안 된다고 하니까 이도 저도 안 되는 일이 많다. 결국 코로나19 환자이든 아니든 모두 피해를 입는 것이나 마찬가지다.

설상가상으로 입원환자뿐 아니라 입원환자 보호자, 간병인까지 모두 코로나19 검사를 받으라고 하기 시작했다. 참고로 아주 오래 전부터 보건의료노조에서 간병인 없는 병원을 만들어서 가족의 희생을 줄이고 보건의료인의 고용을 늘리는 방향으로 가자고 주장해왔는데 이상적인 방안이지만 현실적으로는 어려운 부분들이 많이 잘 되지 않고 있다. 그래서 결론은 이렇게 될 때가 많다.

환자가 응급실에 진료를 받으러 온다. 검사 후 입원해서 치료하는 것으로 결정이 난다. 코로나19 검사를 시행한다. 보호자들에게 누가 간병할 수 있는지 정하게 한다. 보호자들이 가족회의를 거쳐 그나마 가장 시간이 많은 가족 중 한 명, 또는 전문 간병인을 고용하기로 한다. 간병인도 코로나19 검사를 한다. 환자와 간병인 모두 음성인 것이 확인되면 입원을 한다. 검사 후 10시간 이상 소요되는 일이다. 만약 환자가 양성일 경우 국가지정 격리병상 대기하고, 간병인이 양성일 경우 또 다른 간병인을 정해 다시 코로나19 검사를 한다.

만약 환자가 중환자실에 가야 할 상황이라면 어떻게 될까? 중환자실은 보호지기 상주할 수 없고 상주할 필요도 없기에 절차가 간단할 것 같지만 그렇지 않다. 과정은 다음과 같다.

환자 상태가 위중하여 중환자실에 입원하기로 결정한다. 중

환자실은 항상 빈자리가 없다. 중환자실에서 상태가 좋아져서 일반병실로 가야 하는 환자들도 앞과 같은 과정을 거치기 때문이다. 가족들은 누구 한 명이 며칠 휴가를 내어 간병을 해야겠다고 각오한다. 하지만 중환자실에 입원한 환자가 며칠 만에 좋아져서 일반병실로 갈 거라고 장담할 수는 없다. 코로나19로 면회도 안 되어서 환자의 상태를 볼 수도 없다. 그러다 어느 날 갑자기 일반 병실로 갈 정도로 상태가 좋아졌다는 병원의 통보를 받는다. 이때부터 부랴부랴 가족회의를 해서 간병인을 정한다. 간병인이 코로나19 검사를 받고 음성으로 확인되면 일반병실로 가게 된다. 즉, 중환자실에서 일반병실에 가도 될 정도로 상태가 좋아져도 보호자 코로나19 검사 때문에 하루이틀 더 중환자실에 있어야 한다.

상황이 이렇다 보니 응급실도 중환자실도 항상 만석이라 환자를 더 수용하여 진료를 할 수가 없다. 환자를 진료하고 치료하느라가 아니라 하루에 한 명 나올까 말까 한 코로나19 검사 결과를 기다리기 때문이고 아무리 아파도 응급실에서 제때 진료를 받지 못하고 무작정 기다려야 한다는 것을 알아도 말이다.

너무 지쳐서 힘이 나지 않을 때조차 생명을 구하는 일 앞에서 의사들은 최선을 다한다. 하지만 코로나19 검사 결과를 기다리고 환자 수용을 거부하느라 힘들고 지친 건 어떻게 생각해야 할까? 몇 달이면 몰라도 일 년 이상 지속가능한 상황이 되어서는 안되지 않을까?

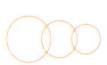

응급환자의
기준이 바뀌다

　코로나19 시대에 병원에서 일어나는 부조리한 일들이 정말 많지만, 가장 놀라운 것은 급성 심근경색, 허혈성, 색전성 뇌졸중, 응급수술이 필요한 기타 질환 등 응급질환들의 진료 지침이 바뀌었다는 것이다. 엄밀히 말하면 진료 지침이 바뀐 게 아니라 우선순위가 바뀌었다고나 할까. 가장 중요한 일이 감염의 위험으로부터 철저한 보호가 되었으니 말이다.

　응급의학과는 미국에서는 1960년대에도 존재했고 우리나라에서는 1995년부터 전문의를 선발했다. 물론 응급질환은 훨씬 이번부터 있었다. 응급상황이나 위급상황 또한 마찬가지다. 지금은 예전처럼 구조자의 무조건적인 희생이나 순직을 강요하지 않고 안전을 최우선으로 여기는 것이 구조의 일차원칙이다.

뜨거운 불 속에 뛰어들어 위험을 무릅쓰고 화재현장을 진압하거나 전쟁터에서 자신의 안전보다 병사들을 먼저 돌보거나 길에 쓰러진 의식불명의 환자에게 인공호흡을 하길 바라는 시대는 아니다.

그럼에도 불구하고 의사를 포함한 많은 의료인들, 특히 급성 심근경색, 뇌졸중, 중증 외상처럼 골든타임을 놓치지 않고 몇 시간 안에 치료를 하면 완벽하게 회복되는 질환들을 주로 치료하는 분들은 정말로 존경받아 마땅하다. 응급질환이 때와 장소를 가리며 발생하지 않기에 새벽이나 한밤중, 휴일에도 환자가 발생하면 즉시 달려오시는 선생님들을 뵐 때마다 늘 감사한 마음이다. 나 같은 응급의학과 의사들은 밤을 새거나 주말에도 출근을 하지만 일단 퇴근을 하면 다음 출근 시간까지 갑자기 불려나가는 일은 흔치 않기에 아무리 밤새 괴로운 사건들이 많이 있어도 퇴근과 즉시에 잊어버릴 수 있는데 이 분들은 그럴 수도 없는 것이다.

특히 우리 병원 전문의들은 '골든타임 내 치료'가 아니라 '가능한 한 가장 빠른 시간 내 치료'를 하고 싶어 하고, 힘든 상황에서도 이에 대한 자부심이 큰 분들이 많다. 그래서 검사를 포함해 여러 가지 절차들도 꼭 필요한 것들만 하고 본 치료에 집중한다.

이런 치료가 필요한 대표적인 질환이 급성 관상동맥 증후군, 또는 급성 심근경색으로 불리는 질환이다. 심장을 둘러싸고 있는 혈관이 막히면서 결국 심장 근육이 죽는 병인데 심장 근육이 완전히 죽기 전에 혈관을 뚫으면 혈액순환이 잘 되면서 심장이 다시 살아난다. 옛날에는 약물로 혈관 안의 막힌 찌꺼기를 녹여서 뚫는 방법을 많이 썼는데 최근에는 직접 철사를 넣어서 혈관을 넓히는 시술을 많이 한다. 약물로 녹이는 것보다 철사로 뚫고 넓히는 것이 효과가 좋고 합병증이 덜 하기 때문이다.

우리 병원에서는 119 구급대로부터 "환자 모시고 갑니다!"라는 전화를 받는 것과 동시에 심장내과 전문의와 시술팀에 연락해서 해당 환자가 즉각적인 시술을 받았던 경우도 있다. 매번 그렇게 하면 좋겠지만, 환자 상태에 따라 반드시 빨리 하는 것이 좋기만 한 것은 아니어서 담당 의사의 판단에 따른다.

그런데 코로나19 사태 이후 많은 것이 달라졌다. 여러 급성 질환들과 코로나19와의 관련성, 코로나19 시대에 급성 심근경색 치료나 응급수술을 어떻게 해야 하는지에 대한 연구 결과들이 세계 각국에서 매일 엄청나게 쏟아져 나와서 다 챙겨 읽을 수도 없을 정도다. 이 중엔 코로나19 감염이 걱정되더라도 시술을 늦추면 안 된다는 연구 결과들도 있지만, 많은 연구나 진료 지침에서 강조하는 부분은 '어떻게 감염병으로부터 잘 보호하면서도 치료를 잘 할 수 있을까?'보다 '감염병 시대에 어떻게 의료진을 잘 보호할 수 있을까?'이다.

    코로나19 사태 이후 급성 심근경색 치료와 관련한 여러 연구 결과들을 보면서 내가 가장 놀랐던 것은 두 가지이다. 첫 번째는 코로나19 감염 환자가 급성 심근경색에 걸릴 경우 예후(치료 결과)가 더 나쁘다는 결론을 내린 연구 결과가 많다는 것이다. 두 번째는 코로나19가 심근경색의 원인이 되거나, 심장에 악영향을 끼칠 수 있다는 결론을 내린 연구 결과도 있다는 것이다. 내가 놀란 이유는 연구 결과가 너무나 새로워서가 아니었다. 오히려 그 반대의 이유에서였다.

    코로나19에 감염될까봐 환자 수용 단계에서부터 주저하고, 우주복을 한참동안 껴입고, 결막과 안구를 보호한다고 시야가 흐릿한 보안장치를 끼고, 의료진 보호가 최우선인 지침에 따르며 시술하는데 이 상황에서 골든타임을 지키기가 쉬울 수 있단 말인가? 시술에 집중하기도 어려운데 당연히 치료 결과가 더 나쁠 수밖에 없는 것 아닌가?

    어이가 없는 것은 이것뿐만이 아니다. 위와 같은 연구 결과가 나오면 코로나19 감염환자라 하더라도 시술이 늦어지지 않도록 신경 쓰자는 결론을 내리는 것이 타당할 텐데 몇몇 논문에서는 '코로나19의 어떤 영향으로 인해 심장에 더 악영향을 끼쳐서 심근경색 치료효과가 안 좋은 것 같다. 코로나19 감염은 정말 무섭고 알 수 없으며 다양한 병태생리를 유발하는 병'이라는 결론을 내렸다는 것이다. 코로나19가 심근경색의 원인이라 한들 언제 바이러스를 잡고 면역능력을 키우고 할 것인가? 심장 근육에 문제가 생겼으면 혈관을 뚫어야 하는지 아닌지를 먼저 살펴서 심장을 회복시키는 게 우선일 것이다. 환자의 RT-PCR 결과가 코로나19 확진이었다 하더라도 항바이러스제를 투여하거나 백신을 접종하는 것이 무슨 의미가 있겠는가? 당연히 심장 치료를 먼저 하는 것이 상식적으로 맞지 않은가?

선별진료소에 한 환자가 왔는데 가슴이 아프고 숨이 찬다고 했다. 열은 없다고 했는데 확인해 보니 열이 37.6도였다. 발열과 호흡곤란 증상이 있었기 때문에 가슴을 부여잡고도 병원 내로 들어갈 수 없어서 비 오는 날 천막 속에서 격리병상 환자가 퇴원할 때까지 기다려야만 했다. 심장 근육 효소 수치의 증가가 있었고 당장 혈관을 뚫는 시술을 하진 않더라도 심장 관련 약물을 투여하고 심장내과 전문의가 진료 계획을 세우고 있었다. 시술을 급하게 해야 하는 경우라 하더라도 코로나19 검사 결과 확인후 시술을 진행하는 경우가 많기 때문에 이 환자 역시 코로나19 RT-PCR 검사를 기다리고 있었다. 검사 결과는 양성이었다. 심장내과 전문의가 이렇게 말했다.

"환자의 심장 근육 효소 수치의 증가는 코로나19로 인한 것입니다. 감염내과로 입원하거나 코로나19 전담병원에 입원해야 합니다."

내가 전문가가 아니니, 이 환자의 심장 근육 효소 수치가 증가한 것이 코로나19 때문인지 아닌지 알 수 없고 골든타임 내에 시술을 받아야 하는지 심장 관련 약물을 투여 받아야 하는지도 알 수 없었다. 심장내과 전문의의 판단이 가장 정확했을 것이다. 그런데 만약 이 환자가 코로나19 사태 이전에 왔다면 어떻게 되었을까? 심장내과로 입원해서 심장 관련 약물을 투여 받거나 시술을 받았을 것이다. 그런데 코로나19 시대라고 왜 달라져야 하는 걸까?

수술을 주로 하는 외과계열 전문의들은 성격이 적극적이고 급하신 분들이 많다. 그도 당연한 것이 수술은 빨리(early) 빨리(quickly) 이루어져야 하기 때문이다. 집도의가 수술을 무사히 진행할 수 있도록 돕는 것이 응급의학과의 역할 중 하나이기에 응급의학과가 잘못해서 수술이 늦어지기라도 하면 치료 결과가 나빠질까봐 집도의의 눈치를 보게 된다.

"수술실 바로 들어가면 되는데 뭐가 안 된 거요?"

이런 말을 듣기 전에 어떻게든 빨리 수술실에 무사히 도착하게끔 돕는 것이다. 그래서 나는 수술은 무조건 빨리 해야 하는 것인 줄로 알았다. 그런데 코로나19로 인해 그 신념에 금이 갔다. 어떤 순간에도 우선해야 하는 응급수술이란 과연 있는 것인가? 그 어떤 응급수술도 코로나19 결과 확인보다 먼저 해야 되는 수술은 없었다. 중간에 수술이 늦어지면서 문제들이 생기기 시작하니 두 시간 만에 검사 결과 확인이 가능한 방법이 도입되었다. 당연히 아무나 받을 수 없고 진짜 급하고 생명이 위급한 환자나 응급수술을 받아야 하는 환자들만 받을 수 있다. 하지만 이 또한 공급과 수요가 안 맞아 사용을 못 하는 경우가 생겼고 일부 집도의들이 이런 말을 할 때도 있다.

"두 시간짜리는 믿을 수 없으니 원래 방법대로 시행한 검사 결과를 확인한 후 수술하겠습니다."

두 시간 짜리 검사가 있다는 것을 어디서 듣고 오는 이들이 있다.

"난 높은 사람이고 시간도 없는데 음성 확인서를 가져가야 하니 빠른 검사를 해주세요."

당연히 안 된다고 하면 몇 백 만 원이든 돈을 낼 테니 해달라는 것이다. 이런 사람들은 극히 드물고 아주 일부라고 생각하겠지만 생각보다 아주 많다. 나는 내가 아직도 화병으로 죽지 않은 게 신기하다. 지금까지 내가 자부심을 갖고 있던 일에 대한 회의감은 개인적인 고민이라 하더라도, 골든타임에 맞춰 어떻게든 치료하려고 애썼던 많은 분들의 노력이 코로나19로 쉽게 무너지고 있는 건 아닌지 안타깝기만 하다.

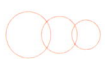

코로나 잡으려다
장염 키웠네

    선별진료소의 추운 겨울도 어느덧 끝나갈 무렵이었다. 겨울이 오기 전엔 "아직 코로나19도 안 끝났는데 겨울에 계절인플루엔자(독감)까지 오면 어떡하지?"라고 걱정하던 사람들이 많았다. 그런데 막상 겨울이 지나갈 무렵이 되니 "역시 마스크를 잘 쓰니 독감도 안 돌고 좋네!"라는 말들을 했다. 독감('계절인플루엔자'가 정확한 표현이나 편의상 이후 '독감'으로 기술_저자 주)이 줄어든 것 같아 보이긴 하지만 사실인지는 의문이다. 이번 겨울엔 독감 검사를 거의 하지 않았기 때문이다. 겨울에 고열이 나면 대부분 동네 의원에 가서 독감 검사를 하는 일들이 많았을 것이다. 그런데 코로나19가 터지고부터 열이 나면 아예 선별진료소부터 가게끔 되었다. 감기나 독감에 감염된 것 같아도 독감 검사를 하러 병원에 가기 어려워진 것이다.

그렇다면 선별진료소에서 코로나19 검사와 독감 검사를 같이 해야 원인 규명 차원에서 합리적일 것이다. 그런데 코로나19 검사만 하지 독감 검사는 하지 않는다. 코로나19 RT-PCR 검사를 하면 한나절은 기다려야 하기에 보통 다음 날 검사 결과를 확인할 수 있는데 그 때까지 자가격리가 원칙이다. 정말 낮은 확률이지만 양성이 나올 수가 있기 때문이다. 그간 흔히 했던 독감 검사는 RAT(rapid antigen test)라고 신속항원검사인데 이 검사는 결과를 빨리 확인할 수 있어서 아무리 늦어도 한두 시간 이내에 결과를 확인할 수 있다.

두 가지 검사를 동시에 했다고 해보자. 그런데 독감 검사가 먼저 양성으로 나왔다. 그러면 오셀타미비르(보통 가장 흔하게 쓰는 약의 상품명이 타미플루) 같은 항바이러스제를 받아야 한다. 그런데 코로나19 검사를 받은 사람은 병원 안에서 한 시간 동안 병원 대기하면 안 되게 되어 있다. 그렇다고 집에 가도 문자연락을 해주지 않는다. 코로나19 사태 이전엔 검사 결과를 전화나 문자로 알리는 것은 원격진료라고 의료법에서 금지했기 때문이다. 만성 질환으로 한두 달에 한 번씩 피검사를 하시는 분들도 병원에 와서 의사에게 직접 설명을 듣게 되어 있다. 독감 검사를 전화나 문자로 통보하는 것은 현 의료법 상에서 의사들의 거부감이 심하고 만약 양성이라 하더라도 어차피 약을 받으려면 코로나19 검사가 음성이 나온 이후여야 하기 때문에 절차가 아주 복잡해진 것이다.

동네 의원에서 독감 검사를 할 수 없는 이유가 또 하나 있다. 검사를 한 환자가 나중에 코로나19 확진으로 판명되면 이 의원은 감염수칙 위반이 될 것이다. 검사를 받으려면 마스크를 내릴 수밖에 없기 때문이다. 설령 감염수칙 위반이 아니라 하더라도 '몇 월 몇 일 몇 시에 아무개 의원을 방문한 사람은 코로나19검사를 받으시기 바랍니다'라는 문자를 전송하는 순간, 그 의원의 운명은 다한 것이 된다. 그러니 누가 독감 검사를 하겠는가?

그래서 지난 번 겨울엔 사실상 독감 검사 건수가 거의 없었다. 수치상으로 드러난 독감 환자가 거의 없던 이유였다. 코로나19 검사도 비슷할 것이다. 검사를 하지 않으면 코로나19 환자는 수치상으로는 없는 것이 된다. 폐렴으로 사망하면 폐렴으로 사망했다고 생각하지 코로나19가 원인이라고 하진 않을 것이다. 결론적으로 마스크를 잘 써서 독감이 줄었다는 결론을 내릴 수가 없는 것이다.

하지만 지역 내에서 열나는 환자 대부분을 만나는 우리 선별진료소 근무자들은 알고 있다. 확실한 건 증상으로만 봤을 때는 독감은 어느 정도 줄어든 건 사실이다. 예년 겨울처럼 밤새 고열 환자들이 응급실을 찾지 않았기 때문이다. 그렇다고 발열 환자들이 전혀 없는 건 아니다. 의학적으로 열이 나는 원인은 어마어마하게 많으며, 그 중 일부가 감염이고 그 중 극히 일부가 코로나19이다. 겨울철에는 보통 상기도 감염(감기, 기관지염, 폐렴 등)이 가장 많고, 바이러스성 위장염(노로바이러스 장염)도 많기 때문에, 열이 나는 원인은 주로 이런 것들이라 할 수 있겠다.

마스크를 잘 쓰면 침이나 호흡을 통한 바이러스는 거의 차단되기에 마스크가 코로나19나 독감을 막는 데 큰 역할을 한 것은 사실이다. 그럼에도 불구하고 바이러스가 전파되는 경로는 무엇일까? 마스크를 벗었을 때 일어나는 전파이다. 마스크를 벗지 않으면 문제가 해결되는 게 아니냐고 하겠지만 불가능한 상황이 있다. 바로 식사이다. 전 국민이 영양분을 링거 주사로 섭취하지 않는 이상 마스크를 24시간 내내 벗지 않는 일은 불가능하다. 그리고 음식 섭취를 통한 바이러스 감염은 마스크를 쓰는 시대에도 100퍼센트 차단하기 어렵다.

노로바이러스 감염은 반드시 음식이 상하지 않았다 하더라도 일어날 수 있지만, 상식적으로 상온에 오래 보관된 음식이나 익히지 않은 음식을 통해 잘 감염된다. 식당에서 모여서 음식을 먹다가 전염될 위험이 있으니 고강도 거리두기를 하면서 포장과 배달만 허락했던 시기가 있었다. 식당에 가서 먹는 음식이 더 신선할까? 배달이나 포장을 해서 먹는 음식이 더 신선할까? 요새는 따뜻하게 먹을 수 있게 핫팩이나 물주머니 등으로 보온한 채 배달하는 업체도 많다.

뷔페식당을 포함한 일부 식당에 '위생상의 이유로 음식을 가져갈 수 없습니다'는 경고문이 붙어 있는 것을 보았을 것이다. 위생상의 이유가 전부는 아니더라도 위생상의 이유도 있으니 그런 경고문을 붙였을 것이다. 식당에서 조리 후 바로 먹는 음식과 집이나 사무실에 배달해서 먹는 음식 중 어떤 것이 더 신선할지, 바이러스가 적을지는 거창한 논문을 읽지 않아도 상식적으로 알 수 있는 일이다. 위생적으로 음식을 만들어도 배달 과정이나 배달 이후 주문자 집에서 얼마나 머무르게 될지 모른다. 포장과 배달만 허용하는 일은 코로나19를 막으려고 전 국민을 배탈 나게 만든 격이다.

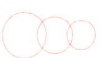

코로나19는 사망 원인,
백신은 사망과의 인과관계 불명

나는 감염학자도 면역학자도 아니므로 백신의 원리, 효능, 효과에 대해선 할 말이 없다. 다만 선별진료소에서 환자를 만나는 최전선 응급의학과 의사로서 할 수 있는 이야기를 하려고 한다. 우선 이 글을 쓰는 시점에서 한 가지 밝히자면, 나는 백신을 맞지 않을 것이다. 백신의 효과 등을 떠나 코로나19 사태의 부조리함을 쓰고 있는 내가 백신을 맞는다는 것은 코로나19 사태를 인정하는 셈이 되기 때문이다.

백신을 맞으면 면역 반응 때문에 가벼운 열이 하루 이틀 정도 날 것이다. 백신을 맞으면 보통 그런 증상이 생긴다. 그런데 질병관리청 백신추진단은 열이 나는 이유가 백신 때문일 수도 있지만 코로나19 감염증과 증상이 유사하므로 병원 근무자는 잠재적 감염자에 준해서 동일한 대응을 해야 할 것 같다(이후에 조금 완화된 지침이 나왔다_저자 주)고 권고했다. 현재 우리 병원을 포함한 많은 병원에서는 열이 나면 근무를 할 수 없는 정도가 아니라 병원 내로 들어갈 수도 없다. 직원 중 20퍼센트가 접종 개시일에 접종을 하고 그 중 상당수가 열이 난다면 그 사람들은 일을 할 수 없다는 뜻이다. 조직에서 근무자 5~10퍼센트는 적은 수가 아니다. 남은 사람들이 고생할 일이 너무나도 확연하다.

지자체에서 아프면 일하지 말고 쉬라며, 돈을 준다고 하는데 사람들이 일하는 이유가 전부 돈 때문은 아니다. 생계를 꾸릴 수 있는 돈을 버는 것도 중요하지만 일을 통해 자아를 실현하고, 인류에 도움을 주며, 함께 일하는 동료들이 힘들지 않게 하고 싶은 마음도 강하다.

실제로 접종이 시작되자 이상반응이나 부작용부터 시작해서 심리적인 불안감을 가진 사람들까지 다양한 사람들이 응급실이나 선별진료소를 내원했다. 예전의 예방접종이라면 접종받은 병원이나 의원으로 가면 되지만 일단 그 이상반응이라는 것이 대부분 '열'이고, 열이 나면 선별진료소로 와야 하고 코로나19 검사를 받아야 하기 때문이다. 백신을 처음 맞는 사람들도 코로나

19 백신은 처음이니 조금만 이상한 증세가 생겨도 병원 문을 여는 다음날 아침까지 기다리기가 불안했을 것이다. 밤이고 새벽이고 휴일이고 응급실로 몰려드니 마치 코로나19 사태 초기 때로 돌아온 듯 혼란스러운 모습이 벌어졌다. 코로나의19의 역습이 아닌 백신의 역습인 셈이었다.

이후 질병관리청에서 보건소를 통해 지침이 내려왔다. '39도 이상의 고열이 있거나 열이 2일 이상 지속되는 경우'에 '코로나19 백신접종자에 한해' 완화된 열의 기준을 제시해서 이런 경우에만 진료를 받으라고 한 것이다. 의심이 되거나 열이 나면 무조건 진단 검사를 하라더니 더 검사를 받으란 말도 없었다. 백신을 맞으면 열이 나도 코로나19 검사를 안 해도 되고, 약을 먹고 이틀 동안 지켜봐도 된다니, 백신만 맞으면 면죄부를 받는 것 같은 기분이 들기도 한다.

백신 접종 이후 간간히 사망 소식이 들린다. 백신과의 인과관계는 확실하지 않다고 한다. 심지어 심층보도를 전문으로 하며 언론의 바른 길을 간다고 표방하는 유명 주간지에서는 감염내과 의사와의 인터뷰 글에 '백신이 사망원인이면 그날 먹은 아침밥도 사망원인'이라는 소설 같은 제목을 붙여 놓았다(이 제목은 코로나19는 아니고 독감백신에 관한 글인데, 코로나19 백신에 대해서도 비슷한 논조를 보이고 있다_저자 주). 아침밥에 대한 비유는 너무 심하다고 생각하지만 백신과 사망과의 인과관계는 나도 명확하다고 생각하지 않는다.

사실은, 코로나19 감염과 사망관계 또한 그만큼이나 명확하지 않다. 80~90대 노인이 요양원에서 가족과 떨어져서 지내다가 코로나19에 집단 감염된 후 돌아가시면 사망원인이 꼭 코로나19 감염 때문인 걸까? 급성 심근경색을 앓던 사람이 확진자 접촉으로 코로나 검사를 했는데 양성이 나왔다. 이후 심정지가 와서 사망했다면 이 환자는 코로나19 때문에 사망한 것일까? 놀랍게도 현재는 그냥 바이러스가 RT-PCR 검사에서 나오기만 하면 일단 '코로나 사망환자' 명부에 들어간다.

백신 접종자는 어떻든 '아닌 쪽으로' 인과관계를 풀어가려고 하고 코로나19 확진자는 어떻든 '맞는 쪽으로' 인과관계를 풀어가려고 하는데 어느 쪽이 맞는 것일까? 2021년 3월 17일, 백신 접종 후 사망환자의 사인을 다루며 '혈전 발견 사망자, 백신 원인 아닌 폐렴, 심근경색 탓'이라는 제목의 기사들이 실렸다(한국경제 사회면 오세성 기자, 중앙일부 사회면 황수연 기자 등 다수). 거듭 말하지만 코로나19 환자의 사망원인도 결국은 폐렴이다. 심근경색인 경우도 많다. 사망 가능성이 더 큰 질환에 걸려도, 사망자 나이가 90

세여도, 기저질환이 열 개가 넘어도, 무조건 사망원인은 코로나19라고 하면서 반대로 백신은 왜 무조건 사망과의 인과관계가 불분명하다고 하는지 궁금할 뿐이다.

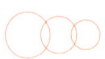

스스로 존재의 이유를
거부한 병원

 2020년 코로나19 사태 초기, 의정부 소재 대학병원에서 확진자가 발생하여 병원을 폐쇄한 일이 있었다. 그 전날, 의정부에 사는 한 청년이 친구들과 술을 많이 마시고 계단에서 굴러 넘어져 여러 곳을 다쳤다. 다음날 저녁까지 자다가 일어났더니 몸 여기저기가 아프고 술도 덜 깬 탓에 본인이 119구조대에 도움을 요청했다. 집 옆에 있는 대학병원으로 가려고 했을 것이다. 하지만 이 청년은 자신이 잠든 사이 대학병원에서 확진자가 나와서 폐쇄되었다는 사실을 몰랐다. 의정부에 다른 대학병원이 없었기에 구급차는 가장 가까운 병원을 찾아서 왔다. 무려 그 청년의 집에서 30킬로미터나 떨어져 있는 우리 병원이었다.

 문제는 이 청년이 구급차를 타고 오는 동안 열이 나기 시작했다는 것이다. 병원에 들어가서 골절은 없는지 이곳저곳 엑스레이를 찍어야 했는데, 문 앞에서 막혀버렸다. 처음부터 열이 났던 것도 아니었고 호흡기 증상이 있는 것도 아니었다. 나는 응급실 안에서 진료하려고 했는데 '의정부에서 코로나19 확진자'가 나왔다는 사실이 발목을 잡았다.

"의정부에서 왔으면 코로나19환자일 수도 있어요! 응급실 안쪽으로 들어가면 안 돼요!"

어처구니가 없었지만 당시엔 이런 일들이 많았다. 어찌 생각해보면 코로나19는 바이러스를 확산시킨 게 아니라 편견과 혐오를 확산한 게 아닐까. 대구 신천지 사건 이후 대구의 3대 대학병원이 동시에 문을 닫은 시점이 있었다. 코로나19 확진자가 발생했기 때문이다.

당시 대구에서 살던 암 환자 한 분이 병원에 입원을 해야 하는 상황이었는데 대구의 큰 병원이 다 문을 닫아 거동이 불편한데도 불구하고 우리 병원까지 구급차를 타고 왔다. 거리도 거리지만 구급차 비용도 엄청나다. 구급차는 택시처럼 미터기로 요금을 정하는데 특수구급차는 기본요금 10킬로미터에 75,000원, 1킬로미터 추가 시 1,300원, 일반구급차는 기본요금 10킬로미터에 30,000원, 1킬로미터 추가 시 1,000원이다. 기본요금 3,500원에 추가요금 100원이 되는 택시를 타고 대구에서 고양시까지 오는 일을 선뜻 할 수 있는 사람도 없을텐데, 하물며 특수구급차라면!

우리 병원은 코로나19 확진자가 입원해 있었고 텔레비전 저녁 뉴스에 기자가 병원 앞마당에 서서 소개를 하면서 '코로나19 환자를 모두 거부할 때 먼저 손 내밀어 진료를 자청한 병원'의 이미지를 구축하던 중이었다. 대구의 환자분도 왠지 우리 병원에 가면 거부당하지 않을 것 같아서 오셨다고 했다. 그런데 안타깝게도 당시 우리 병원은 그 암 환자를 치료할 수 있는 전문의가 없는 상태였다. 입원은 가능했지만 치료를 받을 수 없으니 다른 병원으로 가시라는 말씀을 드릴 수밖에 없었다.

2020년 12월 31일 기준 1년간 서울대 병원 외래를 방문한 환자 수는 2,238,247명이다. 대략 하루에 8,000~9,000명 정도가 오는 것이다. 이보다 더 큰 병원도 있고 더 작은 병원도 있지만, 대학병원들은 대략 외래 환자만 하루 평균 수천 명이 오고, 응급실 환자도 100~200명 정도 진료를 받으러 온다. 그런데 코로나19 확진자가 한 명이 나왔다고 병원을 폐쇄하면 이 많은 환자들은 어디에 가서 진료를 받아야 하는 걸까? 응급실이나 일부

부서만 폐쇄했다고 해도 하루 응급환자 100~200명은 결코 적은 숫자가 아니다. 응급환자 100명이 인근 병원에 20~30명씩 나누어서 가는 상황이 적절한 일인가? 이 질문에 대한 대답은 대부분 이런 식이다.

"수천 명의 환자들이 감염되면 안 되니까. 응급환자 100명이 감염되면 안 되니까."

응급실에 응급환자만 오는 것은 아니다. 응급실에 올 필요가 없는 환자들이 많은 것도 사실이다. 하지만 우리가 응급실을 지키고 응급의학과 의사로서 자부심을 느끼는 가장 짜릿한 순간이 '골든타임'이 있는 몇몇 중증 질환, 급성 심근경색, 뇌졸중, 다발성 외상 등의 환자들을 해당 질환 전문의들(심장내과, 신경과, 신경외과, 외과 등)과 협동하여 아프거나 다치기 이전 상태에 가깝게 돌려놓을 때이다. 생사가 오가는 환자들을 치료해 예전과 같은 상태가 되는 것을 보는 일, 특히 젊은 환자들이 이후 외래 진료를 받으러 건강하게 오는 모습을 보면 기분이 좋다.

그런데 그 응급실을 폐쇄해서 100여 명을 감염으로부터 차단해야 한다고 한다. 걸리면 다 죽는 전염병의 감염으로부터 차단을 하는 게 아니라 치명율 1.7퍼센트, 달리 말하면 생존율

98.3퍼센트에, 사망환자의 60퍼센트가 80세 이상인 질환의 감염을 차단하기 위해 응급환자들을 길에서 떠돌게 하고, 멀리 있는 병원 응급실에서 진료를 받게 해서 '골든타임'을 놓치는 일이 옳은 일일까? 이렇게 반문하는 사람들도 있을 것이다.

"왜 그렇게 극단적으로 생각하나요? 병원 며칠 폐쇄했다고 큰일 났다는 보도는 듣지 못했습니다. 어떻게든 세상 잘 굴러가기 마련이에요. 병원 전체 진료 며칠 안 받는다고 큰일 나지 않잖아요?"

병원을 며칠 폐쇄했다고 큰일 나지 않는다고 생각하는 건, 병원 존재의 이유를 거부하는 것이나 마찬가지다. 큰 병원들은 대부분 항상 환자가 많고 예약이 어렵다. 직장이나 조직 사회가 인원의 80퍼센트만 있어도 돌아갈 수 있어야 재난 상황 등 돌발 상황이 발생할 때 유연하게 대처할 수 있다고들 하지만 우리나라에 그런 직장은 거의 없을 것이다. '쥐어짜는' 풍토를 당연하게 받아들이기 때문이다. 병원도 마찬가지다. 80퍼센트는커녕, 120퍼센트의 인원이 있어야 하는 일을 100퍼센트의 인원이 하고 있다. 폐쇄를 해도 일정 기간 잘 돌아갈 수 있다고 믿는 것은 사실상 '병원은 필요 없는 일들을 하고 있다'고 믿는 것과 크게 다르지 않는 것이다.

안타깝지만 코로나19 사태 때 동네 의원, 특히 소아청소년과나 이비인후과가 타격이 컸다. 환자 대부분이 감기나 열 때문에 진료를 받는데 이런 환자들에게 의원을 가면 안 되고 선별진료소로 문의하라고 되어 있기 때문이다. 대부분의 선별진료소는 당연히 큰 병원에만 집중되어 있다.

여기에 대해서는 양가감정, 아니 여러 가지 감정이 교차한다. 병원을 운영하는 입장을 생각하면 참 안타까운데 감기 환자가 줄어든 것은 사회 전체로 생각했을 때는 나쁜 일은 아니다. 항생제 처방도 줄었을 것이다. 그래도 안타까운 마음이 더 크다.

그러다가 안타까운 마음이 사라지는 순간이 있다. 우리 선별진료소에 오시는 분들 중 상당수가 동네 소아청소년과 의원이나 이비인후과 의원에 목이 아프거나 콧물이 난다고 진료를 받으러 갔는데 코로나19 증상일 수 있으니 선별진료소로 가라고 문전박대를 당하고 오신 분들이었다. 현재 방역 수칙에 따르면 맞는 일이지만 '이 정도도 안 되나?' 하는 생각도 들었다. 무엇보다 동네에 소아청소년과나 이비인후과 의원이 얼마나 많은데 그 많은 곳에서 문전박대를 당한 환자들이 다 선별진료소 한 곳으로 모인다. 이런 현상을 보면 '의원이 지금처럼 많이 있을 필요가 없다는 건가?'라는 생각마저 든다.

어쨌든 참 이상한 일이다. 그동안 동네 의원, 종합병원, 대학병원 등 모든 병원들에 환자들이 줄을 섰었다. 그런데 병원 몇 개를 폐쇄하고 감기 환자가 의원 진료를 받지 못하게 되었는데도 누군가의 말대로 또 어떻게 세상은 굴러가고 있다. 이 세상에 적절한 병원의 개수는 몇 개인지, 진짜 필요한 병원은 어떤 병원인지 궁금해진다.

코로나19와 원격진료

의사협회의 공식 입장은 '원격진료 절대 반대'이다. 정권과 무관하게 원격진료에 대해 조금이라도 허용 또는 검토하는 법안이 나올 것 같으면 '대기업 봐주기'라거나 '동네의사 죽이기'라며 무조건 반대한다. 의사나 병원과 큰 관계없는 이들에겐 온도 차가 있겠지만, '그래도 영원히 원격진료를 안 할 수는 없을 것 같고 보완을 하더라도 시행해야 할 것 같긴 한데, 의사들이 저렇게 반대하는 걸 보면 뭔가 하면 안 되는 결정적인 이유가 있겠지?'라는 생각의 틀 안에서 긍정과 부정을 왔다 갔다 하는 사람들이 대부분일 것이다. 심지어 '원격신료 해야 할까 하지 말아야 할까?'는 초등학생 논술 교재의 단골 주제이기도 할 정도로 정답이 없고 논란의 여지가 많은 주제인 것처럼 여겨진다. 이런 초등학생용 교재에서 원격진료를 반대하는 근거는 주로 '오진 가능성'과 '컴퓨터 같은 기기를 잘 다루지 못하는 노인이나 장애인들이 진료를 받기 어려움'인 것 같다. 작가로도 유명한 한 응급의학과 의사를 포함한 몇몇 응급의학과 의사는 'AI는 아무리 발달해도 의사의 따뜻한 체온을 절대로 대신할 수 없다'고 하였다(news.joins.com/article/21498724).

의사들의 입장에서는 안타까운 일이지만 원격진료는 제3자의 관조적 관점에서 보면 당연하고 피해갈 수 없는 일이다. 수술이나 시술처럼 병원에 가야 하는 경우도 있지만 그렇지 않은 경우도 많다. 만약 예를 들어 식당에 이런 문구가 쓰여 있다면 어떨까?

"우리 식당은 배달사고가 일어날 가능성 때문에 식당에 온 손님께만 직접 주인이 음식을 전달해 드립니다."
"우리 식당은 스마트폰이 없고 배달 앱을 쓸 줄 모르는 사람들도 있을 수 있으므로 배달 앱을 통해 배달을 하지 않으니 직접 오셔야 합니다."

요즘은 프랜차이즈 식당도 많고 대기업 식품 회사에서 식당 음식 맛에 거의 가깝게 구현한 온갖 종류의 반 조리 식품과 냉동식품이 많기에 경쟁력 있는 식당을 중심으로 통폐합될 수밖에 없는데, "반 조리 냉동식품을 먹으면 동네 식당 망합니다. 동네 식당을 이용해 주세요!"라는 것과 별 차이가 없는 것이다. 실제로 고혈압, 당뇨 같은 만성 질환자들은 실제로 의사를 만나서 대단한 진료-의학에서 기본 진찰이라 불리는 시진(보는 것), 촉진(만지는 것), 탁진(두드리는 것), 청진(듣는 것)을 포함해서-를 받지도 않고 먹던 약만 받아오는 경우도 많다. 환자들 또한 이런 진료에 불만이 많고 '직접 방문했을 때의 의사와의 관계'에 의미를 두기 때문에 '청진기 한 번 안 대 보는 의사'나 '눈 한 번 쳐다보지 않는 의사'에 대해서는 박한 점수를 매기고 진료를 받지 않았다고 생각한다.

그래도 원격진료가 갈 길이 아직 먼 이유는 의사들이 의협을 통해 이 부분에 대해 한 목소리를 내면서 사람들을 설득해 왔기 때문일 것이다. 나는 10여 년 전부터 원격진료에 대한 이야기를 해왔는데 대개 주변의 반응은 이랬다.

"그래도 의사가 환자를 진찰은 해야지."
"청진기도 대 보고 몸에 뭐 난 거 없는시 봐야지."
"검사 결과를 문자나 전화로 알려준다고? 직접 의사에게 들어야지."

한 마디로 원격진료는 말도 안 된다는 것이었다. 우리 병원 소아응급센터에는 '발열 어린이 안내문'이라는 것이 있는데, 보호자들이 궁금해 하는 내용이 공통되는 데다 말을 해드려도 잊는 경우가 많아서 만든 것이다. 그런데 이런 걸 만들어서 배포하면 누군가 사진으로 찍어서 지역 육아 인터넷 커뮤니티에 올릴 텐데, 그러면 환자들이 병원에 와서 진료 받는 일이 줄어들지 않겠냐는 의견들도 있었다.

그러다가 코로나19 사태가 발생하자 자발적으로 원격진료 모드로 들어섰다. 전화로 진료를 하거나 환자분들에게 손도 대지 말라고 한다. 청진도 하지 말고 목 안도 보지 말라고 한다. 검사 결과도 그냥 문자로 알리라고 한다. 심지어 아프면 병원에 가지 말고 집에 있으라고 한다. 그동안 할 수 있는 데도 안 하고 있던 일들이 코로나19로 바뀐 것이다. 10년 이상 나에게 태클을 걸고 말대꾸하던 이들이 모두 사라졌으니 격세지감이란 이럴 때 쓰는 말인가 보다.

필수 예방접종에 대한
의구심

내가 이 책에서 코로나19와 그 백신에 대한 투사적 입장을 견지하며 비주류적 이야기를 하고 있지만 나 역시 정통 의학에 대해 어떤 의구심도 갖지 않았던 사람이다. 의대를 졸업하고 모교 부속 병원에서 인턴과 레지던트를 마친 후 박사학위를 취득하는 동안 다른 생각을 할 틈도 없었고 배운 것이 맞다고만 여겼다. 오히려 배운 내용에 반기를 드는 사람들을 이상하다고 생각했다.

항생제와 백신이 감염병으로부터 인류를 구원하는 데 절대적인 역할을 했고, 한의학은 성동이 아니며, 의사의 권위가 수십 년 전과 같지 않다는 사실을 안타깝게 여겼다. 특히 유사의학이나 대체의학, '안아키(인터넷 커뮤니티 명칭. 약 안 쓰고 아이 키우기의 약자)' 등에 대해서는 부정적인 입장이었다.

현재 소아과학 교과서에 따르면 영유아 필수 예방접종을 완료하지 않은 어린이들의 치료가 매우 난감한 상황이다. 교과서는 '영유아 필수 예방 접종이 모두 이루어져서 폐렴알균이나 헤모필루스균, 디프테리아균, 홍역 바이러스 등에 의한 감염이 극히 줄었으므로 어린이가 열이 나는 경우에는...'이라고 기정사실로 여기고 시작을 한다. 그런데 어떠한 이유로든 예방접종을 전혀 시행하지 않은 영유아들이 있고, 이들에게 열이 나면 예방접종을 완료한 다른 영유아처럼 진단 및 치료를 해서는 안 된다는 뜻이다.

감염학자들은 백신은 과학이며, 집단면역은 반드시 이루어야 할 절체절명의 과제이며, 백신을 거부하려는 사람은 다른 사람들을 감염시키는 위험한 사람으로 규정하는 것 같다. 적어도 이번 코로나19 사태에 있어서는 말이다. 온갖 우려는 모두 미신이고 음모론은 안타까운 일로 규정하지만 내가 이해할 수 있을 정도로 집단면역이 실제로 일어날 수 있는 개념인지, 왜 중요한지 설명한 학자는 한 명도 없었다. 온갖 우려와 음모론을 설득할 만한 합리적인 반론을 제시한 사람도 없이 그저 믿고 따르면 된다는 말만 반복하고 있으니 안타깝다.

다들 코로나19 백신의 부작용을 걱정하면서도 안전하다니 안전한가보다 생각할 것이다. 하지만 안전한지 아닌지를 떠나

이 사태를 해결하는 방법이 오직 백신밖에 없는 걸까? 제너의 종두 이후 개발된 모든 백신들이 지금과 같은 과정을 거쳐 만들어진 것일까? 이런 생각이 들면서 그동안 당연하다고 믿었던 것들이 사실이 아닐 수도 있다는 생각에 맥이 풀리기도 했다. 예방접종 지침서에 따르면 백신이란 것 자체가 치료제라기보다 건강한 사람들에게 접종되는 것이기 때문에 부작용 발생 시 반발이 많았다고 되어 있어서 그럴 수 있겠구나 했을 뿐 더 이상 깊이 생각하지 않았는데 최근 코로나19를 겪으면서 조금 다른 시각을 갖게 되었다.

백신에 대해서 부정하지는 않지만 그렇다고 '묻지도 말고 따질 필요도 없는' 것이라고 생각하지는 않는다. 당연하다고 여겨왔던 것도 어떤 시점에선 합리적 의심을 할 수 있다. 백신 접종을 추진하는 사람이나 단체는 이런 사람들을 이해시키고 설득시켜야지 무조건 접종을 강요하거나 안 하는 사람들을 지역사회에 피해를 준다고 바라보는 방식은 옳지 않다고 생각한다.

지금이야 이런 생각을 하게 되었시만 나도 예진에는 드럼프 전 미국 대통령과 그의 추종자들이 백신이 자폐증의 원인이 된다거나, 백신은 맞을 필요가 없다는 주장을 했을 때 참 무식한 생각이라고 여겼을 뿐 근거를 파악해보거나 알려고 하지 않았다. 적어도 그렇게 생각하는 사람들을 설득하려면 왜 그렇게 생각하는지는 알아봐야 했는데 말이다. 생각해보면 백신에 대한 정보는 제한적이다. 부작용에 대한 구체적인 설명, 접종을 해야 하는 이유, 백신 외에 예방할 수 있는 방법 등 관련 정보를 알기 어렵기 때문이다.

코로나19 사태를 지켜보며 접종에 대해 의문점이 생겼다. 그 중의 하나가 자궁경부암 예방접종에 대한 것이다. 자궁경부암 예방접종을 해야 하는 정확한 이유는 무엇인가? 딸을 키우는 부모들은 특정 회사들의 상품명을 이야기하며 "A로 할 거예요? B로 할 거예요? 비싼 게 더 좋을까요?"라고 궁금해 하지만 왜 맞아야 되는지에 대해 깊게 생각하지는 않는 것 같다. 그냥 나라에서 무료로 해주고 암을 예방한다니 접종하는 게 좋지 않겠냐는 식이다.

한번 생각해보자. 위암 예방접종, 간암 예방접종, 유방암 예방접종에 대해서 들어본 적이 있는가? 당연히 없을 것이다. 간암의 경우 간염이 원인일 수 있고 간염 예방접종은 있으니 연관성이 있지만 직접 암을 예방하는 백신은 아니며 간암 예방접종이라고 하지도 않는다. 그런데 왜 자궁경부암만 예방접종을 하는 것일까? 이유 중의 하나는 자궁경부암이 바이러스 감염이 원인이기 때문이다. 쉽게 말하면 '성병'이다. 성관계를 갖지 않거나 조심하면 걸릴 확률이 매우 낮다.

뿐만 아니다. 자궁경부암은 조기검진이 가능하다. 정기검진만 잘 받으면 초기에 자궁 조직을 뜯어내지 않고도 완치가 가능하다. 몸에 면역반응을 일으키는 것보다 직접 보고 잘라내는 방법이 암 예방과 치료에는 더 확실하다. 산부인과 정기검진에 대한 거부감도 크고 병원에 자주 가는 것이 쉬운 일은 아니므로 예방접종이 한편으로는 정기검진보다 나을 수는 있으나 예방접종 이외의 방법으로도 예방이 가능하다는 사실 정도는 알려야 하는 것이 아닐까. 게다가 성병이 염려된다면 남녀 모두 예방접종을 하는 것이 합당한 데도 오랫동안 여자들만 맞게 한 이유는 무엇인지 모르겠다.

최근 영국을 비롯해 많은 나라에서 남성들에게도 자궁경부암 예방접종을 권장하고 있다. 우리나라는 현재 건강보험 적용이 되지 않기에 접종률이 낮은 편이지만 남녀 가리지 않고 접종을 권유하는 의료기관들도 하나 둘 생기고 있다. 이런 현상이 자궁경부암은 성병이므로 남녀 모두에게 필요하다는 생각에서 기인한 것이지 제조회사의 이득을 위해서인 것은 아니라고 믿고 싶다.

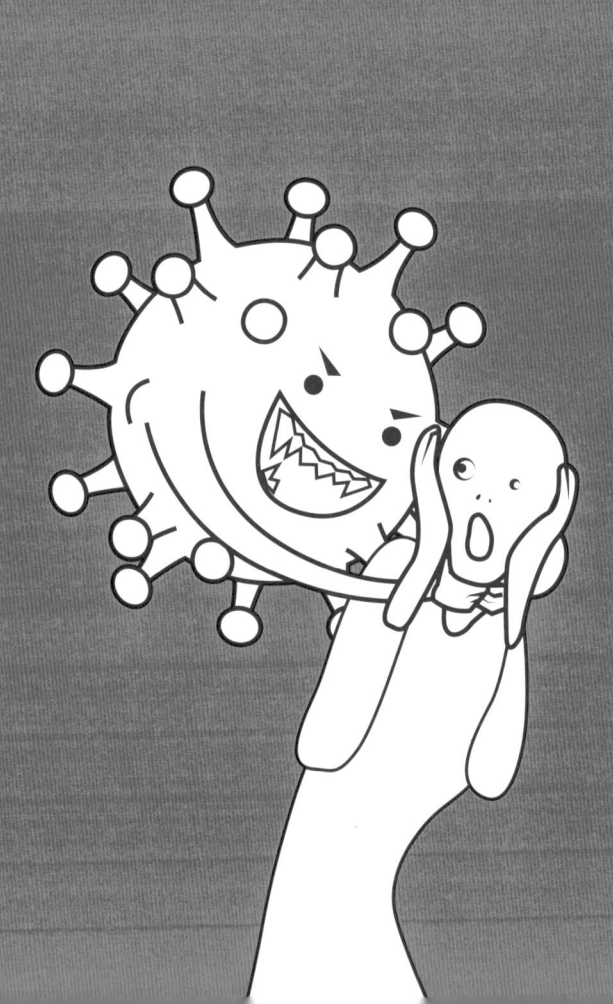

2
코로나로 멈춘 세상

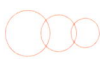

의료진
'덕분'이라지만

코로나19 사태 이후 의료진 '덕분에'라는 말과 더불어 감사하다는 말이 여러 곳에서 들린다. 나 또한 1년여 기간 동안 선별진료소에서 일하면서 환자분들과 보호자분들께 감사 인사를 여러 차례 받았다. 각계각층의 다양한 분들이 손 편지를 포함한 영양제, 홍삼, 핫팩, 발열조끼 등 선물을 보내주셔서 지치고 힘들 때마다 위로도 받고 감동의 눈물도 많이 흘렸다. 초등학생들을 포함해 학생들에게 받은 편지가 특히 기억에 남는다.

"저희를 위해서 무서운 코로나와 싸워주셔서 너무 감사합니다. 조금만 더 버티면 코로나 녀석 물러갈 거예요."

코로나가 무섭거나 내가 더 버틴다고 코로나가 물러가는 건 아니겠지만 그래도 진심이 담긴 편지는 마음을 뭉클하게 했다. '의료진'에는 의사나 간호사뿐만 아니라 환자 진료나 병원 운영과 관련된 모든 분들이 포함되어야 한다고 생각한다. 위험도로 따지자면 환자 치료와 관련된 일과 더불어 원무, 청소, 시설 관련 일들도 마찬가지기 때문이다. 수많은 의료진들이 고생을 했지만 내가 마음속으로 존경하는 의료진은 대구 경북 지역 확진자가 많았을 때 달려간 분들이다. 당시는 전반적으로 퍼져 있던 공포심도 훨씬 큰 상태였다. 진단과 치료에 대한 선례도 많지 않았기 때문에 국가지정격리병상이나 코로나19 전담병원 근무 지원시보다 훨씬 강한 각오가 필요했고 더 큰 이타심을 필요로 했을 터였다.

전국에 지정된 코로나19 전담병원은 최소 2주 근무가 원칙이라 이 또한 큰 각오 없이는 어려운 일이다. 나도 코로나19와 관련된 일만 거의 1년을 했다. 우리 팀(간호사, 의사, 원무직원, 보조원 등)은 감염의 위험을 무릅쓰고 여름엔 더운 데서, 겨울엔 추운 데서 야전병원 근무하듯 열심히 일했고, 고생한다, 감사한다는 인사도 많이 받았다. 하지만 확진된 환자를 치료하고, 인공호흡기를 달고 의식과 혈압이 떨어져 생사를 오가는 환자들을 치료하는 의료진들에 비하면 감사하다는 말을 듣는 것조차 송구하다.

당연한 이야기지만 중환자일수록 일손이 많이 필요하다. 보호장구를 입어도 감염 확률이 높은 데다 고강도의 보호장구를 입는다는 그 자체가 힘든 일이다. 최근에는 조금 달라지긴 했지만 확진자와 접촉했을 땐 집에도 못 가고, 확진자를 치료하는 업무가 끝난 후에도 일정 기간 자가격리를 해야 한다. 자가격리 후 가정으로 돌아간다 해도 옆집에 코로나 확진자를 치료한 사람이 산다는 말이 인터넷 지역 커뮤니티 등에 올라가기라도 하면 낙인이 찍혀 규정상 아무 문제가 없는 데도 불구하고 정상적인 일상생활을 하기가 어려워진다. 정말 보통 각오를 하지 않고는 할 수 없는 일이다.

반면 동네 의원들엔 환자가 거의 없었다. 병원에 가는 큰 이유 중 하나가 감기에 걸리거나 열이 나서인데 이런 경우 코로나19 증상과 분간이 안 되기 때문에 동네 의원을 갈 수가 없다. 동네 의원에서도 진료를 하고 싶었겠지만 지침 상 할 수도 없고, 만약 그 중 한 명이라도 코로나19 확진자가 발생하면 실제로 더 이상 의료기관 유지가 어렵다. 또 한 가지 이유는 감기 환자가 실제 줄었기 때문이다. 이런 두 가지 이유로 동네 의원은 환자가 심각할 정도로 많이 줄었기에 경영이 어려웠을 것이다.

대학병원 선별진료소에서 '병원 안으로 확진자를 들어가지 못하게 막는' 일을 하면서 의사로서 양심에 찔리는 날이 많았다. 확진자가 한 명이라도 발생하면 '병원 폐쇄'로 이어질 수 있었다. 그것이 누구 한 사람의 책임일 수는 없지만 일단 그런 일이 벌어지면 엄청난 비난의 대상이 될 수밖에 없다. 발열, 호흡기 증상이 있는 환자, 확진자가 많이 발생한 특정 지역에 살거나, 특정 장소를 방문한 경우, 자가격리자인 경우는 잠재적 코로나19 환자로 생각하고 진료를 못 받게 한다.

환자에 대해 진료 거부는 정말 힘든 일이었다. 병원과 의사의 존재 이유에 대해서도 고민을 할 수밖에 없었다. 방역 당국에서 2.5단계에서 3단계로 올리지 못하는 것처럼 병원도 진료를 마냥 안 할 수도 없다. 결국 코로나19 의심환자는 알아서 막고 환자 진료는 많이 하라는 지침 아닌 지침을 수행해야 하는데 이것은 전국 어느 병원이든 비슷했을 것이다.

그동안 다양한 확진자들과 자가격리자들, 그리고 관련자들을 만나는 동안 내가 감염되어서 큰일 날 가능성은 거의 없다는 것을 체득한 덕분에 신경을 크게 쓰진 않았지만 간혹 병원 안에 들어간 환자가 발열, 호흡기 증상이 있다거나, 확진판정을 받는 일이 발생하면 비난의 화살은 선별진료소로 돌아왔다. 이것이 당연히 선별진료소에서 해야할 일이라 하더라도, 비난의 화살을 보내는 이들은 코로나19로부터 100퍼센트 안전해야 하고, 선별진료소 근무자들은 바이러스에 노출되어도 되는 것인지, 울컥할 때도 있었다. 사람들은 의료진 덕분이라지만 의료진의 상당수는 일반인들보다 코로나19에 노출될 빈도가 낮다. 감사의 말을 들어야 할 의료진은 과연 누구인지 곰곰이 생각하게 된다.

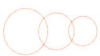

오늘이
가장 좋은 날

2020년 1월, 코로나19가 한두 달 안에 끝나지 않겠다는 생각이 들었다. 언제 끝날 것이라고 예상할 문제도 아니라고 생각했다. 우리는 대부분 더 좋은 것, 더 많은 것을 원하면서 오늘보다 내일이 더 나을 것이라고 생각한다. 수험생들은 재수를 하면 더 좋은 대학에 입학할 수 있다고 믿고, 복권을 사는 사람들은 1등 당첨을 꿈꾼다. 희망은 우리 마음을 부풀게 하지만 희망을 '내가 헛되이 보낸 오늘은 어제 죽은 사람이 그토록 기다리던 내일'이라는 말도 있듯 오늘이야말로 내 인생에서 가장 멋진 날 중의 하루일 수도 있는 것이다.

코로나19가 확산될 때도 당장 내가 걸린 것은 아니고 우리나라는 방역을 잘하고 있으니 이만하면 다행이라고 생각했다.

내일은 더 심해질지도 모르지만 오늘이 최선일 수도 있다고 생각하면서. 이런 생각을 한 사람이 나 혼자는 아닌 듯하다. 많은 사람들이 사회적 거리두기를 실천하며 2주일 동안만 조심하면 금방 나아질 것이라고 믿었으니 말이다.

평소 병원에 잘 가지 않거나, 병원에 근무해도 선별진료소 근처에도 오지 않거나, 코로나19 환자와 무관하게 살아가던 사람들도 어느 날 본인이 확진자와 동선이 겹친다는 사실을 알게 되면 갑자기 불안이 높아진다. 보건소에 문의해도 대부분 보건소는 극심한 과부하로 연락이 잘 되지 않는다. 결국 인터넷에서 지역 커뮤니티 등을 검색해본다. 코로나19 검사를 받은 후기를 읽어보거나 확진자 동선을 파악하며 가게가 있는 장소나 상호명이 구체적으로 나오지 않았더라도 할 수 있는 모든 노력을 기울여 정보를 알아낸다. 그러곤 이렇게 말한다.

"그 사람은 도대체 왜 거길 간 거야!"

그곳에 간 사람들 중에 자신도 포함되어 있는데 내가 왜 거길 갔을까 탓하기보다 확진자 탓을 하는 경우가 더 많은 것 같다. 일부러 시간을 내야 하고 동료들에게도 민폐를 끼쳐야 하니 화가 나기도 할 것이다. 최소 만 하루 반이나 이틀에 걸쳐 코로나 검사를 하고 음성이 나오면 가슴을 쓸어내리며 일상으로 돌아간다. 그 이틀은 단순한 이틀이 아니다. 엄청난 스트레스와 함께 지내는 이틀이다. 교통사고 내지는 집에 도둑이 든 것 이상으로 크게 느끼는 사람들도 있다.

병원에서 근무하는 사람들도 스트레스를 받는 것은 마찬가지다. 근무할 때와 퇴근 후가 달라지는 이중생활을 해야 한다. 대부분의 직업윤리가 그렇듯, 공사를 구분해야 하고 업무와 관련된 일을 누설하면 안 되지만 어차피 말을 해도 병원 안과 밖은 너무나 다른 세상이기에 이해받지 못하는 외로움과 답답함이 있다. 휴먼 다큐멘터리나 건강정보 프로그램에서 보는 안타까운 사연을 가진 환자들을 매일 보며 살기 때문인지 일반인 입장에선 코로나19가 큰일처럼 느껴지겠지만 그보다 훨씬 더 심한 병을 앓는 환자들을 만나는 의료인 입장에선 그저 벙어리 냉가슴일 뿐이다.

확진자와 접촉이 있은 후 검사를 받으신 분들은 대개 무증상이었다. 아주 간혹 가벼운 감기 증상이 있는 정도였다. 이 중에서 양성은 평균 하루 한 명도 안 된다. 선별진료소에서 일 년 많은 확진자들을 만났는데 내가 확진자가 될까봐 스트레스를 받거나 공포에 떤 일은 초기 한 달 이후로는 전혀 없었다. 오히려 나의 공포나 스트레스는 코로나19 시국이라는 특수함 때문에 진료의 시기를 놓칠 수밖에 없는 환자들과 코로나19 검사를 받을 이유가 없는데도 과도한 공포 때문에 검사를 하고 싶어 하는 사람들로부터 기인한다.

내가 만약 선별진료소에서 일하지 않았다면 어땠을까? 나도 하루 종일 뉴스만 보면서 확진자가 어제보다 몇 명 늘었는지 확인하고 집 밖으로 나가지 않은 채 다른 사람들처럼 살았을지도 모른다. 그러나 의료진 중의 한 명으로 뉴스에서 나오는 모습들과는 너무 많이 다른 실상을 접하다보니 '아는 게 병'이라는 말까지 떠올리게 된다. 보고 듣고 느낀 것을 속 시원히 말할 수 없어 화병에 걸릴 만큼 답답해하면서도, 사직서를 몇 번이나 썼지만 번번이 반려당하면서도, 진료를 멈추지 않고 글을 쓰는 이유가 있다. 코로나19 사태는 여전히 진행형이고 내가 그만두면 다른 누군가가 이 어처구니없는 일들을 또 해야만 하기 때문이다.

코로나19 사태가 본격화된 2020년 2월은 입학과 진급으로 등교를 앞둔 시기였다. 예정된 대로 등교를 할 수 없는 상황이 이어지자 당국은 2주일만 더, 3주일만 더 지켜보자며 확진자의 추이와 상황을 살폈다. 어떻게 하면 안전하게 등교를 할지, 등교 이외의 방법으로 학생들을 가르칠 수 있을지 고민했을 것이다.

학원 등 사교육계도 발 빠르게 온라인 수업을 준비하는 곳도 있었지만 교육부의 방침에 따라 휴원을 하고 이후 보강을 한다는 공지를 보낸 곳도 많았다.

그렇게 1년을 기다렸다. '종식', '퇴치', '박멸' 등의 표현과 함께 고생 끝에 낙이 온다는 심정으로 참았을 것이다. 완전히 종식되지 않는 이상 단기간 조심해도 다시 확진자 수가 느는 건 이론적으로도 당연한 일이다. 그런데도 이런 상황이 지속될 것이라는 생각보다 보이지 않는 바이러스와 열심히 싸우면 쫓아낼 수 있다는 심정으로 무려 1년 이상을 보낸 것이다.

이런 일을 상식이라고 볼 수 있을까? 그냥 인간의 욕심이 아닐까? 조화를 이루며 살아야 하는 생태계를 파괴하는 일을 계속하면서 바이러스 퇴치를 위해 하는 '노오력'이 과연 어떤 의미가 있는지 모르겠다. 인간이 노력으로 할 수 있는 일은 정해져 있고 앞으로도 바이러스 퇴치는 그 안에 들지 않을 것이다. 바이러스 박멸의 그 날을 기다리지 말고 오늘이 제일 좋은 날이라고 생각할 수는 없는 것일까?

> 2021년 1월 12일 화요일
>
> [중대본] 이번 사회적 거리두기(~1.17)가 마지막 고비가 될 수 있도록 약속·모임 취소, 마스크 착용, 의심 증상시 검사받기 등을 꼭 실천해 주시기 바랍니다.
>
> [파주시청] 코로나19확진자2명발생(

2021년 1월 12일에도 안전 안내 문자에는 '마지막 고비' 라고 되어 있다. 양치기 소년이 생각나는 것은 나 하나 뿐인걸까.

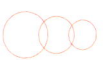

땡전뉴스, 땡코뉴스

예전 제5공화국 때 9시 뉴스의 시작은 항상 정해져 있었다.

"전두환 대통령은······."

9시 땡 하면 "전두환 대통령은"이라는 말이 나오며 전두환 전 대통령의 얼굴이 텔레비전 화면을 가득 채웠다. 그래서 '땡전뉴스'라는 말까지 생겼다. 세월이 흐른 만큼 뉴스의 시작도 달라졌지만 코로나19 사태를 겪으며 예전과 비슷하다는 느낌을 종종 받곤 한다.

"어제 자정까지 코로나19 확진자 수는 00명이었고, 어제보다 00명이 늘었습니다. 현재까지 사망자는 00입니다."

이른바 '땡코뉴스'라고나 할까. 지역별로 분석하고 약간의 해석도 더한 멘트가 나오는데 앉아서 텔레비전을 보는 사람들은 그러려니 하고 넘길 수도 있을 것이다. 그런데 이게 과연 쉬운 일일까? 국회의원 선거나 지자체장, 대통령 선거를 하는 날 밤에 개표 및 방송을 위한 요원들이 체육관에 임시 전깃줄 사이사이에 있는 전등을 켜 놓고 모여서 밤새 일하는 모습을 본 적이 있을 것이다.

선거가 자주 있는 일은 아니기에 선거관리위원회가 있고 상주 직원들이 있지만 선거 때는 일당을 받고 단기간 일하는 사람들을 고용할 수밖에 없다. 투표장을 관리하고, 표를 세고, 통계를 내고, 지역별 분석을 하는 수많은 일들을 선거관리위원회 상주 직원들이 다 할 수는 없기 때문이다. 게다가 비용도 많이 든다. 장소를 빌리고, 인력을 고용하는 일이 모두 비용이 되는 것이다.

다시 코로나19로 돌아와 보자. 뉴스가 시작될 때마다 그날의 전국 확진자 수와 사망자 수가 보도되고, 어느 지역에서 몇 명이 발생했는지, 어제보다 몇 명이 늘거나 줄었는지도 보도된다. 지역별 보도도 하고 특징적으로 많이 확진된 곳이 있으면 그곳 확진자 수는 따로 세어 보고한다. 전국에 코로나19 선별검사소가 수백 곳이 있고, 임시검사소도 군구 단위로 몇 개씩 있으며, 규모 있는 병원들에서도 코로나19 검사를 시행한다. 검체를 채취해서 이름이 바뀌지 않게 표시를 하는데 단순 혈액형 검사나 임신반응검사 수준이 아니다. 무려 한나절이 걸리는 최첨단 'RT-PCR' 검사를 통해 결과를 낸다. 이것을 중앙의 질병관리청에서 다 모은 후 통계를 내고 보도자료를 만든다. 이걸 매일 하고 있는 것이다.

저녁이나 밤에 텔레비전으로 뉴스를 보거나 아침에 일어나서 인터넷으로 뉴스를 통해 확진자 수를 쉽게 아는 일이 사실은 보통 일이 아닌 것이다. 만약 매일매일 이런 뉴스를 듣는다면 어떤 생각이 들까?

"오늘은 대통령으로 누가 당선되었습니다. 오늘 하루 임기를 하고 저녁에 다시 투표를 해서 내일 아침에 내일의 대통령을 알려드리겠습니다."

비약이 심하다고 생각하는 사람도 있을지 모르지만 매일 코로나19 확진자 수를 뉴스로 듣는 일은 이와 비슷한 정도의 인적 물적 자원이 투입되는 일이다. 매일 교통사고 건수와 사망자 수, 자살시도 건수와 사망자 수, 암 발생 수와 사망자 수, 기타 중증질환자와 사망자 수, 아동학대 건수와 사망자 수를 똑같게 보도

하고 비교해 보자고 하면 어떤 반응이 나올까?

"그걸 힘들게 왜 하나? 그런다고 사망자 수가 줄어드는 것도 아닌데!"

이렇게 반문하는 분들이 많을 것이다. 코로나19도 똑같다. 이걸 한다고 사망자 수가 줄어드는 것은 아니다. 매일 그 숫자를 보도하기 위해 엄청나게 많은 인력과 비용과 시간을 들이기보다 차라리 그 비용을 코로나19로 인해 심각한 증세가 생긴 '중증 환자' 치료에 더 쓰는 게 좋지 않을까. 어떤 일을 할 때 꼭 티 나게 해야 하는 것은 아닐 것이다. 티가 나지 않더라도 더 중요한 일에 예산과 인력이 집중된다면 좋겠다는 바람을 가져본다.

코로나19 사망 하루 4.3명, 자살 하루 28.7명

　코로나19 때문에 의료진은 물론 환자, 아니 전 국민이 매일매일 피해를 감수하며 사는 것은 매우 낭비이고 불필요한 일이라고 생각한다. 이 책의 내용을 한 마디로 요약하면 딱 그것이다. 그냥 예전처럼 살면 된다. 마스크를 잘 쓰고 손을 깨끗하게 씻기만 하는 것만으로도 충분하다. 사람들이 정말 알고 싶은 것은 코로나19가 얼마나 무서운 것이냐 하는 것이다. 객관적인 자료로 코로나19를 살펴보고자 한다.

　코로나19 바이러스가 출현한 지 이제 1년이 넘었다. 정체를 밝히려면 최소 5년이나 10년은 관찰해야 알 수 있기 때문에 섣부른 판단은 금물이다. 만약 코로나19 바이러스가 전염성이 높아도 치사율이 높지 않고 증세도 심각하지 않다면 감기, 장염,

수족구처럼 일상에서 조심하는 정도로 보낼 것이다. 반면 치사율이 높은 치명적인 질환이라면 나라에서 앞장서서 재난에 준해 지휘를 하고 백신 도입이나 개발에도 앞장서야 한다. 코로나19는 과연 어디에 해당되는 질환일까?

코로나19 사망자가 다른 질환 사망자보다 많은지 적은지는 인터넷 검색을 조금만 해보면 알 수 있다. 정부 기관인 통계청에 가보면 로그인을 할 필요도 없이 무료로 볼 수 있게 공개해놓았다. 출처만 밝히면 인용까지 할 수 있는 완전 공개 자료이다. 2019년 자료가 정리가 잘 되어 있기에 이 글에서는 2019년 자료를 바탕으로 살펴보겠다(2020.9.22 배포, 통계청, 2019 사망원인통계결과, 담당자 김수영, 박병제).

2019년의 총인구가 얼마인지 궁금하지만 1년이라는 기간 안에도 출생과 사망은 계속 있으므로 정확히 알기는 어려워 연앙 인구(그 해 7월 1일의 인구수)로 표시하며, 사망률의 증감 여부는 이전 년도와 비교를 해야 알 수 있기 때문에 보통 인구 10만 명당 사망자 수로 통계를 낸다. 사망 원인 중 다른 원인에 비해 비교적 순위가 높은 암, 심장질환, 폐렴, 뇌혈관질환, 자살은 총 사망자 수를 내지만 순위가 비교적 낮은 운수사고, 추락, 기타질병 등은 10만 명당 사망을 발표한다. 2019년 인구 총 조사에 따르면 연앙 인구는 약 5,178만 명이라고 한다. 이를 토대로 대략적인 일 사망자 수를 계산해 보았다. 결과는 다음과 같다.

사인	인구 10만 명당 사망자 수	총 사망자 수	일일 사망자 수
운수(교통)사고	8.2		8.8
추락	5.2		5.6
자살		13,799	28.7
암		81,203	167.4
심장질환		31,030	64.0
폐렴		23,280	48.0
뇌혈관질환		21,586	44.5
10-39세 자살	17.3		18.1

*2019년 통계청 사망원인통계(19.01~20.04)에서 따온 자료로, 일일 사망자 수는 계산하였다.

우리나라에서 코로나19 환자가 처음 사망한 날은 2020년 2월 20일로 되어 있다. 2021년 3월 19일 기준 누적 사망자는 1,690명이다. 하루 평균 4.3명이 사망하는 것이다. 처음 사망한 날이 아니라 처음 발생한 날을 기준으로 하면 평균 사망자수가 아주 조금 더 줄어들 것이다. 코로나19 사망자는 다른 질환을 앓고 있었더라도 검시에서 코로나19가 검출되면 코로나19 확진자이고, 코로나19 사망자가 된다. 80세이든 90세이든 검사에서 코로나19가 검출되면 사인은 무조건 코로나19인 것이다. 현재까지는 그렇다. 그렇다면 4.3명 또한 아주 건강하다가 코로나19가 걸려서 사망했을 가능성은 매우 낮을 것이다. 코로나19 환자 사망수는 60세 이상과 이하에서 차이가 많이 나며, 나이가 많을수록 기저 질환을 가지고 있을 확률이 높기 때문이다. 심지어 30세 미만 사망자는 없다가 2021년 2월에 처음 발생했는데 뇌출혈로 중환자실에 1년 가까이 입원하고 있던 환자였다. 즉, 평소 사회활동을 하고 질환이 없는 30세 미만은 거의 사망하지 않는다고 해도 무방하다.

반면 자살자 수는 2019년 기준 하루 28.7명이었다. 자살자는 점점 증가하는 추세에 있는데 상당수가 10~39세 사이에서 생기는 것으로 발표되었다. 젊은이들에게 코로나19가 더 중요한가, 자살이 더 중요한가? 코로나19로 인해 경제활동, 교육활동 등이 막혔을 때 생활고나 자가격리 등으로 인한 우울증으로 극단적 선택을 한 경우들은 이미 보고된 바 있다. 이토록 젊은이들을 옥죄야 하는 이유가 있는가? 노인들에게 전파시킬 수 있는 위험이 크다고 해도 '전파시켜서'가 아니라 '전파시킬 수 있어서'인데 이해가 되지 않는다. 하루 4명 사망하는 감염병 때문에 전 국민한테 백신을 접종하면 사망자 수가 줄어들 것인가? 게다가 사망자는 대부분 노인인데 정작 접종대상은 노인이 최우선이지 않는 이유는 무엇일까?

소수이긴 하지만 전 현직 서울의대 교수 오명돈, 유태우, 이

왕재 박사는 현재 코로나19에 지나친 과잉대응을 한다고 각각 주장한 바 있다. 그러나 이미 공포심으로 가득 찬 나라에서 큰 목소리를 내기는 어려울 것이다. 국가의 방역정책에 적극적인 태도로 협조하는 일은 당연히 국민의 의무이지만 잘못된 부분을 건의하고 개선해나가는 통로가 없다는 점은 아쉬운 일이다.

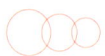

감염전문가 말만 들으면
안 되는 이유

    나는 응급의학과 의사라 감염에 대해 아는 것이 별로 없다. 그나마 소아응급센터장으로 있었고 감염질환이나 항균제에 대해 공부를 조금 했지만 감염내과나 소아청소년과 감염분과 전문의, 감염 관련 예방의학 전문의들에는 명함도 못 내미는 수준이다. 어느 병원에서 근무하던 감염내과의 협진과 조언은 나에게 절대적이었다. 감염병의 임상적, 학문적 영역은 단순히 감염병 환자 그 자체를 진단하고 치료하는 것뿐만 아니라, 역사의 흐름을 보면서 항균제의 내성, 신종 감염병 출현 등 많은 것을 고려하며 판단을 내려야 하는 '굴지의 영역'이기 때문에 나 또한 그분들에게 배워야 하는 입장이지, 대등한 선에서 토론할 처지는 안 된다고 생각한다.

하지만 코로나19 사태 이후 나처럼 평범한 응급의학과 의사가 보기에도 이해하기 어려운 일들이 계속 일어났다. 이를테면 초기에 RT-PCR 검사법이 상용화되기 전에 이런 지침이 있었다.

'열, 기침이 있거나 중국에서 온 사람들은 손도 대면 안 된다.'
'병원 안에 들어가면 안 되니 외래 진료는 안 되고 선별진료소에서 알아서 하라.'
'환자 한 명 진료 할 때마다 입을 때 5분 이상 걸리는 옷을 입고, 벗고, 다른 환자 진료 시 또 다른 옷을 입고, 옷을 버린 쓰레기통은 꽁꽁 묶어서 소독약을 뿌려야 한다.'
'대구 경북에 사는 환자들은 코로나 검사를 받지 않으면 진료를 할 수 없다.'

코로나19 상황은 시시각각 변하기 때문에 병원 안에서는 선별진료소 의사와 감염내과 의사, 감염관리팀, 각종 코로나19 환자 진료 관계자들이 지속적으로 회의를 했다. 거리두기 단계에 따라 모여서 회의를 한 적도 있었고, 화상회의나 서면회의를 하기도 했다. 그 중에 지금도 잊을 수 없는 회의가 있었다.

대구 경북지역에 확진자가 많이 나오던 때였다. 관공서 공문 우측 상단에 '힘내라 대구경북!'이라는 문구가 찍혀 있었는데 이 말이 '수도권에 사는 우리는 남 일이야' 하는 마음이 깔려 있는 것 같아 볼 때마다 복잡한 심경이었다. 게다가 병원에는 이런 지침이 적용되고 있었다.

'대구 경북은 방문도 하면 안 되고, 대구 경북에서 온 환자는 코로나 검사 후 10시간 동안 병원 밖 어디에선가 시간을 보내되, 버스도 지하철도 타지 말고 식당에 가서 밥도 먹지 말고 결과가 음성으로 확인된 이후에 진료를 받으러 오라.'

대구 경북 지역에 사는 분이 우리 병원에서 진료를 받고 싶은 경우, 응급실 아닌 일반 외래는 24시간 진료가 안 되고 저녁 5시 정도면 진료가 끝나므로 그 시간 내에 결과가 나와야 했다. 적어도 최소 10시간 전에 진료를 해야 한다는 말이었다. 그야말로 엄청나게 정교한 계산 끝에 진료를 결정해야 했던 것이다. 이런 행위는 차별이고 어처구니없다고 생각했지만 대구 경북 환자는 진료조차 거부하는 병원들도 많았고, 대구 시내 유명한 대학병원들이 동시 폐쇄가 된 일도 있어서 그렇게 불편을 감내하면서 진료를 받으면서도 그분들은 '진료해주셔서 고맙습니다.'라고 인사를 하신다.

대구 경북 환자들을 무조건 들어오지 못하게 하는 것은 대구 경북 지역에 대한 무지이며 차별이자 아무런 의학적 근거가 없는 발상이라고 강력하게 믿고 있던 나는 회의 시간에 감염내과 교수님께 질문을 드렸다. 다음은 당시 회의 때 오고간 내용을 정리한 것이다.

"교수님, 궁금한 것이 있습니다. 경북의 면적은 경기도보다 더 넓습니다. 경기도 평택이나 이천에서 확진자가 발생했다고 고양시민들을 우리 병원에 못 들어오게 하지는 않습니다. 경북 지도를 보신 적이 한 번이라도 있으세요? 영주, 울진, 문경, 포항이 어디 있는지 아세요? 여기가 대구랑 무슨 관계가 있습니까? 울진과 삼척은 붙어 있는데 삼척은 강원도니까 가능하고 울진은 안 되는게 말이 됩니까? 창녕은 경상남도지만 대구랑 붙어 있는데 경상남도라서 되는 겁니까?"

정말로 궁금해서 질문을 했던 것이지 공격의 의미는 전혀 없었다. 공격하려면 훨씬 더 센 말로 했을 것이다. 내 질문에 그분은 이렇게 대답하셨다. 질문과 대답의 적절성 여부는 이 글을 읽는 여러분의 판단에 맡기도록 하겠다.

"경북에서 서울이나 경기도를 오려면 KTX를 타야 하기 때문에, 대구역이나 동대구역으로 모두 모이거든요. 그러니까 경북이랑 대구는 다 같은 곳으로 생각하는 게 맞아요. 어차피 기차역서 만나고 같은 기차 타니까요."

"그러면 KTX 타면 오송, 천안아산, 광명역에도 정차하고 새마을호나 무궁화호 타면 대전, 수원에도 정차하니까 그곳에서 기차 타고 오는 분들도 대구에서 타는 분들이랑 같은 공간에 있게 되니 우리 병원에서 진료를 하면 안 되겠네요?"

"충청도에서 서울까지는 한 시간인데 대구에서 서울까지는 두 시간이니까 코로나19에 감염될 위험이 더 많으니 대구 경북은 안 되는 거예요."

"KTX는 보통 부산에서 출발하는데, 부산 분들은 미리 앉아 있던 분들이니 대구에서 승차한 분들이랑 노출 시간이 같고, 같은 이론으로라면 부산이나 경남이나 마찬가지니 경남 분들도 다 진료거부를 하는 것이 맞겠네요?"

이에 대한 대답은 듣지 못했다. 처음부터 잘못된 것 같으니 고치겠다고 하거나, 현재 잘못된 면이 있지만 수시로 변경되고 우리가 정교하게 하는 것이 어려우니 그 분들에게는 죄송하지만 일단 대구 경북은 검사 후 들어가도록 할 수 밖에 없다는 말을 들었다면 이해를 했을 것이다. 그런데 KTX부터 시작해 한 시간 두 시간이라는 말을 듣고 나니 신뢰가 무너지는 기분이었다. 이런 생각을 가지고 우리나라의 코로나19 정책을 좌지우지한다고 생각하니 그야말로 눈앞이 캄캄해졌다.

이후로도 감염내과 교수님들이 앞 다투어 뉴스에 나오고 패널 토의 중계를 하는 것을 보면서 착잡한 심정이 들었다. 우리나라에 질병이 코로나19 하나만 있다고 생각하는 것일까. 감염내과 영역에도 코로나19 말고 많은 감염병들이 있는 게 사실인데 말이다. 코로나19 사태가 어떻게든 빨리 끝났으면 하는 마음은 너나 할 것 없이 같을 것이다. 그런데 1년간 선별진료소에서 몸과 마음이 지칠 때로 지친 나로선 그분들의 진의마저 의심될 정도였다.

"정부가 전문가 말을 듣지 않고 중국과의 통로를 차단하지 않아서 이 사단이 났다. 중국 발 입국을 막으라."

의사협회의 어떤 이들은 이런 주장을 하기도 했다. 그러나 의사협회가 감염병에 대해 대표하는 집단도 아니고 중국 발 입국을 막는 것이 답도 아닐 터이다. 감염병에 대한 것이니 감염전문가 말을 신뢰하는 것도 타당하다. 하지만 다른 환자들이 겪는 고통을 모르쇠하며 의료에 필요한 인적 물적 자원을 균형이 무너질 만큼 코로나19에만 투자한 것은 어떻게 생각해야 할까.

고3 수험생이 국어 선생님을 찾아가서 "수능 잘 보려면 어떻게 해야 될까요?"라고 묻는다고 다른 과목을 버리고 국어만 열심히 하라고 하지는 않을 것이다. 코로나19 시대에도 다른 환자는 여전히 존재한다. 코로나19가 기승을 부린다고 다른 질환이 사라지는 것도 아니다. 병원에 찾아오는 환자 수가 줄었다고 병이 사라지거나 환자가 없어진 것인가? 병원에 가서 코로나19에 감염이 될까봐, 혹은 열, 호흡기 증상이 있어 코로나19 환자로 오인 받을까봐 병원에 가지 못한 것이다.

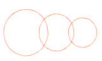

코로나19 환자는
범죄자가 아니다

 경기 북서부 권역 응급의료센터에서 주로 일하다 보니 소방관, 경찰, 보건소 공무원, 구·시·도청 공무원들을 자주 만나는 편이다. 공직자들은 청렴결백이 무엇보다 중요하기 때문에 다른 직종의 사람들보다 평소 행동을 더 조심하는 것이 사실이다. 어느 누구도 범죄를 저지르면 안 되지만 특히 공직자들은 유난히 더 조심할 수밖에 없다. 혹시라도 '공무원 아무개, 음주운전, 공금횡령' 등의 기사가 나면 '다른 사람도 아니고' 어떻게 공무원이 그럴 수 있냐며 비난의 강도가 거세진다.

 그분들의 청렴결백한 평소 태도는 존경하지만 코로나19 사태를 겪으며 안타까운 점이 한 가지 있었다. 코로나19에 감염되는 것을 음주운전, 강도, 살인과 동급(?)으로 여긴다는 것이었다.

어떤 순간에는 그 어떤 범죄보다 더 심하게 생각하는 것처럼 보이기도 했다. 예를 들어 경찰서 지구대에서 범죄자가 한 명 나오면 그 범죄자만 처벌을 한다. '범죄자의 온상'이라며 지구대를 폐쇄하는 일은 어떤 경우에도 생기지 않는다. 그런데 코로나19 감염자가 나오면 그 지구대는 폐쇄되고, 지구대 전경이 텔레비전 화면에 나온다. 이렇게 난리를 치는 동안 강도는 누가 잡고, 교통사고는 누가 처리하는지 의문이다. 하루는 경찰서에서 이런 전화를 받았다.

"방금 길에서 누군가 사망했다는 신고를 받았는데요. 목격자들에 따르면 쓰러지기 전에 기침을 했다고 해요. 이 분을 저희가 손대도 될까요? 오셔서 코로나19 검사를 좀 해주실 수는 없을까요?"

이 질문에 대답하기 전에 또 다른 사례를 소개하고자 한다. 나는 고양시 소방서 구급대 지도의사로 자문 역할을 담당하고 있기에 간간이 소방서를 방문하고 교육 및 구급일지 등을 검토하는 일도 한다. 코로나19 사태가 시작된 후 혼란스럽던 시절, 교육시간에 이런 질문을 받았다.

"저희 구급대원들이 방호복을 입고 코로나19 의심 환자의 체온을 재기 위해 체온계를 귀에 10초 정도 접촉했을 때 전염될 확률은 몇 퍼센트 정도 되나요?"

이것은 질병관리청장도, 유명한 감염내과 의사들도 이야기할 수 없는 부분이다. 듣기에도 막연한 질문이지만 질문자가 개인적인 궁금증을 물은 게 아니었다. 문서에 인쇄되어 있던 내용이었다. 그들에게는 그만큼 중요하고 절박한 질문이었던 것이다.

실제 대구 경북 지역에서 확진자가 많이 발생하고 중증 환자들도 많았을 때 전국에서 119구급대가 이 지역 파견근무를 했다. 구급차와 물품, 구급대원을 지원한 것이다. 이 분들은 파견근무를 마치면 코로나19 검사결과가 음성으로 확인될 때까지 원래 소속 소방서에도 집에도 돌아가지 못했다. 그나마 초반에는 2주 자가격리를 권장했으나 소속 소방서 관할 지역에 응급환자가 발생할 경우 그 자리에서 병원 한 번 못 가고 사망하는 일들이 많아서 2주 자가격리 지침은 곧 꼬리를 내렸다.

길에 쓰러진 사람이 쓰러지기 직전 기침을 했다는 이유로 다가가기를 주저하거나, '코로나19 검사 출장 요청'을 한 경찰들은 본인이 코로나19에 감염되어서 죽을지도 몰라서 그런 요청을 한 것일까? 코로나19 환자들을 돕는 구급대원들이 체온을 재는 10

초 동안 전염이 될까봐 무서워서 그런 질문을 한 것일까? 그렇지 않다. 진짜 걱정은 다른 데 있었다. 경찰이나 소방대원 외에도 공직자들은 코로나19에 감염되면 내가 죽을 수도 있거나 가족들까지 감염될 수 있다는 걱정보다 직장에서 '징계를 받을' 걱정을 더 많이 했다.

코로나19 확진자가 범죄자 취급을 당할 때 가장 큰 희생자는 어린아이들이 아닐까 싶다. 공립학교 교사들은 공무원이고 사립학교 교사들도 공무원과 비슷한 처우를 받으며 비슷한 정도의 도덕성이 요구된다. 교사들은 코로나19와 관련해 가장 민감한 직업 중 하나이다. 본인이 감염되면 학생들한테 감염될 수도 있다는 걱정도 크지만 학생들 중에 감염자가 나오면 학교에서 관리를 허술하게 했다는 비난을 받을까봐 두려운 것이다. 사정이 이러하니 보육기관이나 학교의 걱정과 책임은 다른 곳보다 훨씬 더 무거울 수밖에 없다.

결국 학생들은 1년 이상 제대로 교육받지 못했고, 학생 확진자는 또래 집단이나 지역사회에서 더 이상 생활을 할 수 없는 상황이 되었다. 심지어 이런 일을 안타깝게 여기기보다 비난하는 이들이 많았다.

"그 확진자가 다닌 학교와 학원이 어딘지 빨리 밝히세요. 형제자매들이 다닌 학교와 학원도 다 밝히세요!"

이런 요구를 일말의 미안함도 없이 지역 인터넷 커뮤니티에 게시하는 사람들이 있었다. 같은 반 학생들 중에 확진자가 발생하면 방학 중이더라도 보건소 역학조사에 따라 반 전원이 검사를 받기도 한다. 대부분의 담임교사는 학생을 안타깝게 생각하고 걱정하지 말라고 하지만 일부 교사는 "너 때문에 내 평탄한 교사생활이 다 망가졌다!"며 아이를 비난했다고 한다. 심지어 중·고등학생인 경우 이런 말까지 나왔다고 한다.

"그 학생이 교무실도 갔다고 하는데 확실하지 않더라도 교사들도 다 검사하자. 걔는 교무실을 왜 간 거야!"

내가 쓰고 있는 글이지만 이런 일이 사실이 아니었으면 좋겠다. 코로나19는 방역수칙을 완벽하게 지키며 살아도 100퍼센트 예방할 수 없다. 100퍼센트 예방을 해야 할 만큼 엄청나게 위험한 감염병도 아니다. 특히 학생들이나 젊은이들에게는 더 그렇다. 코로나19 환자가 된다는 것, 격리자가 된다는 것, 개인정보가 공개되지 않아도 거주 지역에 사는 모든 사람들이 본인이 확진되었다는 사실을 알아야 한다는 것, 동료 직원들이 일을 떠맡아야 한다는 것만으로도 충분히 괴롭고 미안하고 슬픈 일인데, 징계까지 고려하고 범죄자 취급을 해서야 되는가. 이것은 분명히 잘못된 일이다.

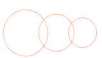

모든 곳에서 열 체크를 하는데도
확진자가 줄지 않는 이유

코로나19 사태 이후 어디를 가든 입구에서 발열체크를 꼭 한다. 열이 나는 사람은 들어갈 수 없다. 발열 환자에게 입장의 권리는 없다. 그냥 발길을 되돌리는 수밖에 없는 것이다. 그럼에도 불구하고 확진자 수는 계속 불어난다. 가는 곳마다 열도 재고 못 들어가게 하는데 '어디 어디 발 감염'은 왜 계속 줄지 않는 것일까? 체온계가 엉터리여서는 아닐 것이다.

여러 가지 이유가 있겠지만 가장 근본적인 이유는 코로나19 환자들의 대다수가 열이 나지 않기 때문이다. 코로나19 관련 논문이 너무나 많아서 다 읽어보는 건 불가능하다 하더라도 무증상은 논문에 따라 10~80퍼센트까지 보고되었다. 1년 동안 선별진료소에서 많은 확진자들과 검사에서 양성이 나오는 피검사자들을 만났는데, 열이 나지 않은 사람들은 거의 80퍼센트가 넘었다.

선별진료소에는 완치 판정을 받고 검사에서 음성이 나오는지 확인하기 위해 오는 분들도 계신다. 처음에는 검사만 했는데 나도 의사이자 학자이기 때문에 확인을 해야 할 것 같아서 여쭤었다.

"확진되었다고 하셨는데 증상이 어떠셨어요?"

90퍼센트는 증상이 없다고 했고, 10퍼센트 정도가 약간 가벼운 감기정도의 증세가 있었다고 했다. 증상에 대해 물어보면 '열 받고 손해 본 이야기'를 하소연하듯 털어놓기도 했다. 증세가 심각한 분들은 선별진료소에 올 수 없으셨을 테니 내가 만난 분들은 코로나19 확진자들 중에서도 '경증 오브 더 경증'이었을 것이다. 그렇다 해도 결코 무시할 만큼 적은 숫자는 아니다.

발열 환자들도 선별 진료소를 찾는데, 코로나19 검사를 하면 90퍼센트 이상 음성으로 나왔다. 즉 이렇게 표현할 수 있다.

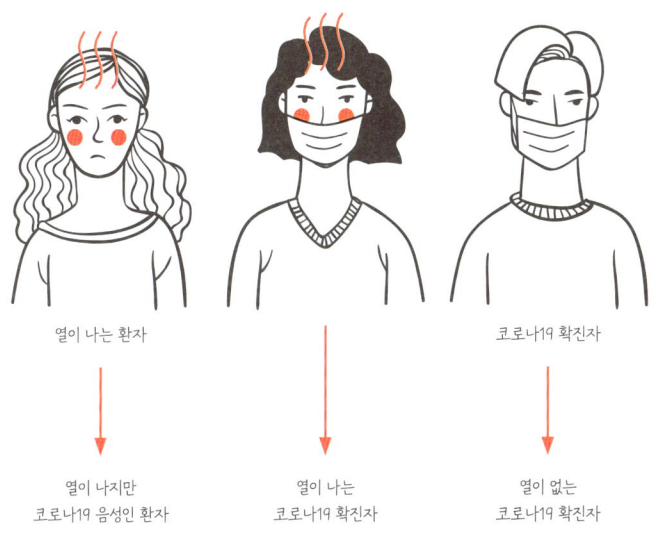

열이 나는 환자		코로나19 확진자
열이 나지만 코로나19 음성인 환자	열이 나는 코로나19 확진자	열이 없는 코로나19 확진자

    코로나19 이전에는 체온이 38.0도, 38.3도, 37.8도 이상인 경우 열이 나는 것으로 간주했는데 코로나19를 미리 예방하자는 뜻에서인지 발열 기준이 37.5도 이상으로 바뀌었다. 38.0도는 그런가 보다고 생각하는 분들도 38.3도나 37.8도에 대해서는 의아해할 것이다. 인체의 복잡한 면역 기전에 의해 정교한 소수점 기준이 생긴 건 아니다. 현재 의학 뿐 아니라 모든 분야에서 종주국 노릇을 하는 미국에서 온도의 단위로 섭씨가 아닌 화씨를 사용하기 때문이다. 37.8도는 화씨 100도, 38.3도는 화씨 101도이다. 참고로 화씨를 사용하는 나라는 전 세계 200여 국가

중 미국, 바하마, 팔라우, 벨리즈, 케이만 군도, 미크로네시아 연방, 마샬 군도, 푸에르토 리코, 미국령 버진 아일랜드 및 괌 정도이다.

    체온측정법 중 가장 신빙성이 높은 것은 '직장 체온'이다. 옷을 벗고 항문에 체온계를 꽂아서 발열을 체크하는 방법인데 일상에서 실행하기에는 현실적으로 힘들기에 겨드랑이나 고막의 체온을 측정했다. 그런데 코로나19가 확산되며 비대면이 일반화되고 건물 입구에서 실제 체온계를 이용하는 일도 어렵게 되자 비접촉식 체온계, 열화상 카메라 등으로 열을 측정하게 되었다. 몸에서 직접 측정한 체온과 열화상 카메라로 측정한 체온이 같을 리는 없을 것이다. 이런 방식으로 코로나19를 선별할 수 있는 것도 아니고, 발열 측정법마저 정확한 측정법이 아니니 코로나19 환자의 출입을 방지하기란 어려운 일이다. 어쩌면 우리는 '하나마나한 일'을 하느라고 애쓰고 있는 게 아닐까.

2020년 4월 명지병원 앞 버스정류장. 메르스처럼 금방 끝날거라 생각하고 시작한 정상체온 표식은 환경오염의 주범이 되었다. 문제는 저렇게 열심히 정상체온 표식을 붙여도 병원서 발생한 확진자가 절대 0명이 될 수 없다는 것이다.

※ 이 설문지는 코로나19 감염예방을 위하여 학생의 건강 상태를 확인하는 내용입니다.
※ 설문에 성실하게 응답하여 주시기 바랍니다.

1. 학생 본인이 코로나19가 의심되는 아래의 임상증상*이 있나요?
* (주요 임상증상) 체온 37.5℃ 이상, 기침, 호흡곤란, 오한, 근육통, 두통, 인후통, 후각·미각 소실 또는 폐렴.
* (단, 코로나19와 관계없이 평소의 기저질환으로 인한 증상인 경우는 제외)

○ 아니요   ○ 예

2. 학생 본인 또는 동거인이 코로나19 의심증상으로 진단검사를 받고 그 결과를 기다리고 있나요?

○ 아니요   ○ 예

3. 학생 본인 또는 동거인이 방역당국에 의해 현재 자가격리가 이루어지고 있나요?
※ <방역당국 지침> 최근 14일 이내 해외 입국자, 확진자와 접촉자 등은 자가격리 조치
단, 직업특성상 잦은 해외 입·출국으로 의심증상이 없는 경우 자가격리 면제

교육부에서는 모든 학생들을 대상으로 아침마다 '건강상태'를 확인한다. 말이 건강상태이지만 코로나19 의심환자의 출입을 통제하기 위한 수단이다. 아마 학생이거나 아이를 키우는 보호자라면 이 화면을 모르는 사람은 없을 것이다. 교육부 건강상태 자가진단 앱 화면 일부를 휴대전화에서 갈무리함.

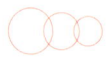

방역, 최악의 실수 - 학교 폐쇄

청소년 전문가로 유명한 우리 병원의 정신건강의학과 김현수 교수님이 《코로나로 아이들이 잃은 것들(덴스토리, 2020)》이라는 책을 쓰셨다. 이 책은 출간과 동시에 베스트셀러가 되었다. 청소년 전문가가 아니고 아이를 키우는 보호자가 아니더라도 코로나19 사태에서 가장 불쌍한 계층 중 하나가 자라나는 어린이들과 청소년들이라는 것은 누구나 인정할 것이다. 이 책을 보면 232쪽에 걸쳐 어린이와 청소년이 코로나19 사태 때문에 어떤 피해를 입었는지 조목조목 쓰여 있다. 목차를 토대로 대략의 내용을 열거하면 다음과 같다.

'감금, 자율의 박탈, 친구와 학교의 상실.'
'단절, 규칙, 일상 유지, 결손, 중독, 트라우마.'

'빈곤의 악순환, 기회의 상실, 불평등.'
'또래와 놀이의 박탈, 경험의 기회 박탈.'
'굶주림, 불안, 우울의 시작.'
'성인 중심, 학력 중심, 통제 중심 담론.'
'부모, 교사들의 힘든 점.'

읽는 내내 공감이 되는 부분이 많았다. 그러나 이 책에는 어린이와 청소년이 왜 이렇게까지 피해를 입어야 하는가에 대한 부분이 거의 나와 있지 않았다. 단지 '조용한 전파의 가능성이 있기 때문에'라는 이유가 딱 한 줄 나와 있을 뿐이다. 사실 여부와 상관없이 '가능성' 때문에 그들이 피해를 받는 것을 감내해야 하고, 어쩔 수 없는 일이라는 것이다. 재난은 약자에게 가장 가혹하다더니 교육뿐만 아니라 의식주 문제에까지 직격탄을 받은 아이들의 문제를 어쩔 수 없는 일로 보고 있다니 기가 찰 노릇이었다. 문제점은 책 한 권 분량이 부족할 만큼 쏟아져 나오는데 검증된 사실도 아니고 일말의 가능성 때문에 피해를 입는 것을 당연하게 생각하고 있다니!

나도 학생인 자녀들을 키우고 있고 주변 학부모들의 의견도 천차만별인지라 교육 일선에서도 방향을 하나로 모으긴 어려웠을 것이다. 사상 초유의 사태로 인해 교사들도 수업이나 학생지도 이외에도 신경 쓸 것이 많고 힘들다는 것도 이해한다. 감사한 마음도 크다. 그래도 여전히 이해되지 않아 저자인 김현수 교수님께 여쭤보았다.

"교수님, 제가 다 여기 있는 내용은 평소에도 통감하고 있던 부분이고 이해를 했는데요. 막심한 손해를 보면서 이렇게 부조리한 교육을 계속 받아야 하는 이유는 딱 하나, '조용한 전파의 가능성' 때문이라고 하셨습니다. 이게 맞는 건가요? 조용한 전파의 가능성이 이 자라나는 세대의 미래를 망가뜨릴 만큼 큰일인가요?"

답을 듣기까지 오랜 시간이 걸렸지만 길고 자세한 답변을 해주셨다. 내가 이해하기로 중요한 부분은 '교사들의 책임감' 때문이라고 했다. 교사들이 어디까지 책임을 져야 한단 말인가. 서울의 경우 확진자 수가 급증했을 때 학부모나 학생, 일선 교사의 의견 반영도 없이 교장 회의에서 전면 온라인 수업으로 전환한다고 발표한 적이 있었다. 학부모들의 실망감은 컸다. 학교 내에서 물품이 파손되어 다치거나 학생들끼리 싸워서 다친 것이 아닌데 교사들이 책임을 지는 이상한 분위기가 확립되고 있었다. 아이들이 감기나 장염에 걸려 열이 난다고 교사들이 책임져야 하는 것은 아닐 것이다.

코로나19는 누가 잘못해서 걸리는 것이 아니라 누구나 걸릴 수 있는 것이다. 벌점의 대상이 아니다. 특히 20세 이하 청소년들은 2021년 3월 30일 현재 사망자 0명이다. 이런 이야기를 아무리 해도 상식적으로 생각하기보다 확진자가 내 아이와 같은 교실에 있는 것에 대한 공포와 거부감이 더 크기에 해결하기 어려운 부분이 많은 것 같다. 감염학자들은 학생들이 집에 가서 약한 노인들한테 옮긴다는 말만 무한 반복하는데 노인이 학생한테 옮긴 건지 학생이 노인한테 옮긴 건지 어떻게 알 수 있단 말인가.

더구나 요즘 3대가 함께 사는 대가족이 흔한 일도 아니다. 오히려 우리나라의 노인분들은 독거하거나 요양원에 계시는 경우가 많다. 요양원이나 요양시설에서 감염이 일어나는 경우가 많은 데도 불구하고 청소년이 학교에서 코로나19에 걸려서 노인들한테 옮겨 사망에 이르게 할 가능성이 있기때문에 학교를 가면 안 된다는 논리가 말이 되는지 모르겠다. 청소년이 매주 복지관이나 요양원에 가서 봉사활동을 하지 않는 이상 거의 일어나기 힘든 일이다.

설령 노인을 모시고 사는 가족이 많고, 청소년이 학교에서 옮은 탓에 할아버지나 할머니에게 전염되어서 중증 환자가 발생할 수 있다고 하자. 학교나 학원에서 늦게까지 공부하다가 집에 가는 것과 밖에도 못나가고 하루 종일 집에서 같이 있는 것 중에서 어느 쪽이 접촉시간을 늘려 감염의 가능성을 높이는 일이란 말인가. 하나 둘 따져보면 눈에 보이지도 않는 바이러스를 가지고 감염의 원인이 접촉이나 동선에 의한 것이라는 추정을 마치 사실처럼 확정하는 것도 이상하다.

코로나19에 대해 가장 정확한 사실은 '누구도 정확히 모른다'는 것이다. 누구도 정확히 모르는 것 때문에 어린이와 청소년을 1년 이상 방치하는 일이 과연 용납될 일인지 묻고 싶다. 이보다 더 심각한 일은 코로나19로 확진된 학생이 나왔을 때 일이다. 그 학생이 받는 피해는 최악의 학대를 받는 것과 같다. 그런데도 방역을 핑계로 인권유린과 혐오가 정당화된다.

수도권의 경우 학생들이 보통 한 반에 20~30명 정도인데 이들이 검사를 위해 선별진료소를 방문하면 그야말로 순식간에 아수라장이 된다. 추운 겨울엔 검사를 기다리다가 걸린 감기 때문에 열이 났는데, 열이 나면 음성으로 나왔다 하더라도 등교를 할 수 없다. 학교에 따라선 열이 나는 그 학생이 교무실을 다녀갔다는 이유로 교사들이 전부 검사받을 때까지 자가격리를 시키기도 했다고 한다.

교사들도 난생 처음 겪는 일이고, 방역을 철저히 하기 위해 업무가 과중하다는 것은 잘 알고 있다. 학생들을 지키기 위해 들이는 엄청난 노력에 감사의 마음도 크다. 그래서인지 교사들이 느끼는 코로나19에 대한 공포는 더 큰 것 같다. 개인의 문제라기보다 조직의 체계와 미성년자들을 돌보아야 한다는 책임 때문일 것이다.

폐쇄하고 쥐 잡듯이 검사하는 체계에서 힘들지 않은 사람은 없을 것이다. 아이들과 청소년들이 힘들고, 부모와 교사도 힘들다. 코로나19가 걱정되어 등교를 원하지 않는다면 학교를 보내지 않더라도 결석처리를 하지 않고, 등교를 희망한다면 등교를 해도 좋은 게 아닌가. 온라인 반과 등교 반으로 나눠서 수업하는 것도 하나의 방법일 것이다. 코로나19가 확산되어서 학교가 폐쇄되고, 전교생이 검사받느라 며칠을 그냥 보내고, 학교에 큰일이 생기면 어떻게 하냐고 걱정하는 학부모들이 있으면 교육부는 당당하게 이야기해야 한다. 걱정되는 부분을 최소화하는 것도 중요하지만 지금 가장 중요한 것은 자라나는 세대가 올바른 교육을 받는 일이라는 것을 명확하게 해야 한다. 머릿니가 돌아도, 독감이 돌아도, 결핵이 돌아도 학교는 폐쇄하지 않았다. 이 부조리한 코로나19 사태에 아이들이 희생양이 되는 것만큼은 막아야 할 것이다.

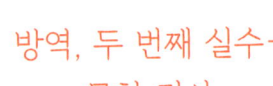

방역, 두 번째 실수 - 무한 검사

코로나19 사태를 거치는 동안 전문가들이 했던 주장은 한결같았다.

"검사하고, 검사하고, 또 검사해서 감염의 고리를 끊어야 한다."

국제 유명 학술지의 한 논문(BMJ 2020;369:m1808 doi: 10.1136/bmj.m1808, 2020년 5월 발간)에 'Test, Test, Test'라고 되어 있는데 어쩌면 이걸 보고 한 말 같기도 하다. 감염의 고리를 끊고 싶은 건 모두 같은 마음일 것이다. 그런데 과연 그 고리는 어디 있는 걸까? 보이지도 않는 고리를 끊으려고 전국을 난도질을 하는 건 아닌지 모르겠다. 서울시에서는 연말연시에 확진자 증가를 막기 위해 '천만시민 긴급 멈춤 기간'을 정하고 시민들에게 다음과 같은 행동수칙을 부탁했다.

1. 2시간마다 환기
2. 송년모임 자제
3. 밀폐 장소 오래 있지 않기
4. 의심되면 즉시 검사
5. 마스크 착용 및 손 소독 철저

좋은 말이고 옳은 말이다. 밀폐 장소에 오래 있지 말라고 하면서 집에 있으라고 하는 건 이상하지만 2시간마다 환기를 하라고 하니 아주 이상한 것도 아니다. 그래도 이해가 안 되는 것이 한 가지 있다. 의심되면 즉시 검사하라는 항목이다. 의심되면 집에 있어야지, 즉시 검사를 받는 게 오히려 이상하지 않은가? 검사를 해서 확진자가 되면 다음 날 확진자 수 한 명 늘리는데 기여할 뿐이다. 코로나19가 사라지는 데 도움이 안 되는데 왜 검사를 하라고 하는 걸까?

'선제검사'는 정말 문제가 많은 정책이고 반드시 중단되어야 한다고 생각한다. 이 내용으로 2020년 12월 16일 MBC 라디오 '표창원의 뉴스 하이킥'에서 인터뷰를 하기도 했다. 수도권 2.5단계 거리두기를 시작하며 교회, 카페, 실내 운동시설을 집중적으로 틀어막았던 시기였다. 다음은 선제검사 중단을 주장하기 위해 정리했던 내용이다.

"대규모 선제검사는 감염의 고리를 끊어 코로나19 확산을 막을 수 있다고 합니다. 하지만 실상은 이렇습니다.

살다가 갑자기 자가격리되시는 분들이 확진자 한 명 발생할 때마다 수십 명씩 발생하면서, 보건소에서도 관리가 어렵고 병원에서도 수용을 못 하는 상황입니다. 실제로 자가격리자가 급성충수염(맹장), 화상, 절단 등 응급치료를 받아야 하는 데 제대로 받지 못한 언론보도는 수도 없이 많으며, 실제 희생당한 사례는 더욱 더 많습니다.

적극적, 자발적으로 검사를 받는 것은 이웃을 위한 행동이 아니라, 무증상 확진자와 기하급수적 자가격리자를 양산함으로써, 우리의 가족과 이웃들이 우리나라의 좋은 의료체계 안에서 양질의 진료를 받을 수 있는 기회를 박탈하는 '범죄행위'입니다.

대규모 선제검사는 우리나라에 질병이 코로나19만 있고 다른 질환은 존재하지 않거나, 확진자와 자가격리자를 관리할 수 있는 인적 물적 자원이 충분한 경우만 의미 있는 방법입니다.

가장 위험한 장소는 선별진료소와 선별검사소입니다. 카페, 교회, 실내운동시설이 아닙니다. 선별진료소에 많은 분들이 검사를 받으러 오게 되면 밀집이 되며, 검사를 위해 마스크를 벗어야 하고, 검사 시에 심한 재채기를 유발해서 비말이 주변으로 튀게 됩니다.

선별진료소, 선별검사소는 가장 많은 확진자가 발생하는 곳이지만 절대 폐쇄하지 않고 주말에도 운영합니다. 감염 확산을 막고 거리두기를 확실히 하려면, 의심되는 분은 검사를 받으러 가지 말고 집에 머무르는 것이 가장 좋습니다.

검사를 해서 양성이 나오면 자치구에 문자로 알려지며 직장 일시 폐쇄, 격리 해제 후에도 일정 기간 양성으로 나와 직장복귀 불가, 낙인 찍힘, 영유아와 학생의 경우 평생 마음의 상처가 됩니다.

지금의 대책 없는 선제검사와 격리, 거리두기 정책은 그야말로 빈대 잡으려다 초가삼간 태우는 정책입니다. 20세 미만 사망은 0명인데도 자라나는 소아청소년들이 제대로 된 교육과 양육은 받지 못하며, 특정 업계에만 강요하는 희생으로 이미 수많은 가정은 파탄에 이르고 있습니다.

다들 새해 소망이 코로나19가 잠잠해졌으면 좋겠다고 합니다. 여기 코로나19 사태 빨리 끝나는 거 싫은 분 한 분이라도 계신가요?

회사에, 학교에, 독감 환자 나왔다고 문 닫고 전원 검사한 적이 있었습니까? 코로나19가 빨리 끝나려면, 바이러스 검출이 가장 많은 선별진료소 근처를 가지 말고, 불필요한 검사는 하지 않는 것이 가장 확실합니다."

앞에 쓴 글에서도 여러 번 반복했지만 코로나19 RT-PCR이라는 검사를 병아리 감별이나 시력검사, 혈액형 검사 정도로 생각하면 안 된다. 인류 역사상 바이러스를 검출하기 위한 검사를 이렇게 적극적으로 한 적도 없었고, 이렇게 할 필요도 전혀 없었다. 이 검사의 원가는 알 수 없으나 2.5 단계 이전에 건강보험급여 적용이 되지 않던 때는 1인당 7만 원 정도의 비용으로 검사를 했다. 2단계 이상에서는 건강보험급여 적용이 되어 무료지만, 시험관, 안에 들어 있는 시약, 면봉만 해도 원가가 있을 것이며, 검체를 담는 3중 포장용기, 검체 채취하는 인건비, 분석하는 기계 원가, 밤새 분석하는 인건비 등을 생각할 때 그렇게 마구잡이로 할 검사는 아니다. 게다가 일단 검사 1인을 하면 최소한 시험관 한 개와 포장 비닐봉지가 폐기물로 배출된다. 2021년 3월 22일 기준 누적 검사 수가 7백 40만 여건이라고 한다. 검사 후에 나온 폐기물은 지금 어디에 있을까? 검사를 하느라 착용한 장갑, 방호복, 보안경 등 보호장구는 지금 어디에 있을까?

질병관리청과 보건복지부는 이렇게라도 해서 확진자를 한 명이라도 더 찾아내고 격리시키면 효과가 있는 것이라고 이야기한다. 열심히 찾아내도 무증상 환자는 물론 중증 환자에게 도움이 되는 약도 없는 질환을 왜 찾아야 하는 것일까. 어쩌다 '찾아내는 일'이 방역의 핵심이 되었는지 이해할 수 없는 일이다.

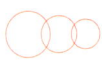

아무도 코로나19 검사를
하지 않는다면

코로나에 절대 걸리지 않는 방법이 있다. 바로 검사를 안 받는 것이다. 농담도 아니고, 유머도 아니다. 진짜 사실이다.

전 세계적으로 코로나19를 가지고 난리를 치는 이유가 무엇일까? 사망률이 높고, 치료제나 백신이 완벽하지 않다는 것이다. 치료제가 없으니까 예방을 잘 해야 하고, 걸리면 치료가 잘 안 되니 사망하는 것이다. 그런데 우리나라 사망률이 1.7퍼센트 정도이다 (2021년 3월 기준). 그것도 80대 이상이 절대적으로 많다. 그러면, 걸리면 치료제가 없고 심하면 사망한다는 건데, 사망률이 1.7퍼센트라는 것은 98.3퍼센트는 증상이 없거나 있다 하더라도 아주 경미한 경우라는 뜻이다.

이렇게 이야기하면, 사망하지 않아도 후유증을 남기거나 식물인간상태가 되거나 폐가 영구히 손상된다, 탈모가 일어난다,

심각한 후각장애가 발생하니까 걸리면 안 된다, 라고 말하는 사람들이 있다. 보통 후유증이나 영구한 손상을 이야기하려면 적어도 수 년은 있어봐야 알 수 있는 것이 아닌가? 신종 바이러스이고 생긴 지 1년도 안 된 바이러스의 영구한 후유증을 지금 논할 단계는 아니라고 생각한다.

코로나19 사태 이후, 확진자와 같은 장소에 있었으면 다 검사를 해야 한다고 한다. 아무리 전파가 빠른 바이러스라고 해도 사망률 1-2퍼센트의 감염증인데 이렇게 과도하게 검사를 할 필요가 있을까? 콜레라, 독감, 수두, 수족구, 장염 등이 유행할 때 단 한 번도 이렇게 과도한 검사를 한 적이 없었다. 왜 유독 코로나19에 대해서는 학교나 회사에 한 명 확진자가 발생하면 전수조사를 하고 결과가 나올 때까지 폐쇄조치를 하는 걸까? 단체에서 확진자가 여럿 나오면 뉴스에 나오고, 안전 안내문자로 지역사회에 다 알려지고, 가족들도 바깥 활동도 못 하고, 본인도 상황에 따라 인생을 망치다시피 할 수도 있고, 응급질환으로 병원에 가야 할 환자들의 진료 기회도 박탈하는 이 검사를 왜 일 년 이상 계속 하는 것이 옳은 일일까?

최근 몇 년 동안 계절인플루엔자(독감)에 대한 신속항원 검사는 적극적으로 이루어졌다. 그러나 증상이 있는 경우에 검사했지 회사나 학교에 독감 환자가 발생했다고 폐쇄하고 전수조사를 한 적은 없었다. 이론적으로 따지면 독감은 치료약이 있으니까 오히려 더 전수조사를 적극적으로 해서 치료약이 필요한 환자는 약을 쓰면 된다. 뿐만 아니라 독감의 경우 검사결과도 코로나19에 비하면 금방 나오는 편이어서 검사한 후 하루 종일 자가격리 할 필요도 없다. 독감은 이렇게 검사에 대한 부담이 적은데도 전수조사를 하지 않는데, 검사해서 양성이 나와도 치료제도 없고, 잘 회복되거나 열심히 치료해도 사망하는 두 가지 경로밖에 없는 코로나19는 왜 열심히 검사해야 하는 걸까?

검사를 하지 않는 것이 다른 사람들한테 피해를 주면 안 되기 때문에 검사해야 된다고 하는 의견도 있다. 무슨 피해를 주는 걸까? 아무리 전염성이 강한 바이러스라 하더라도 증상이 전혀 없는 확진자로부터 전염된 환자가 갑자기 중증 폐렴으로 갈 수가 있을까? 기침이나 가래를 통해 바이러스가 배출이 되는 경우가 무증상자의 날숨을 통해 전염될 확률이 훨씬 높은 것은 누구나 동의할 것이다. 검사를 하러 나가서, 마스크를 벗고, 검사 이후 심한 재채기를 하는 것이 마스크를 쓴 채 검사하지 않고 일상 활동을 하는 것 보다 감염적인 면으로만 본다면 더 피해를 많이 주는 행위이다.

치료제가 없고 백신이 없으니까 적극 검사해야 한다는 주장도 억지스럽다. 사망률이 20퍼센트쯤 되거나 평생 폐 기능 장애가 생긴다면, 백신을 적극 개발해야 할 것이고, 백신 개발 기간까지 적극 검사 또는 봉쇄 등을 통해 감염을 줄이려는 노력을 하는 것이 의미가 있을 수 있다. 그러나 코로나19의 사망률은 2퍼센트가 넘지 않는다. 백신 개발은 2퍼센트의 사망률을 0.5퍼센트로 낮추기 위해 하는 것일까? 그 백신이 개발될 때까지 이렇게 과도한 검사를 하며 버티는 것이 옳은 일일까?

2퍼센트 미만의 사망률이니 그 환자들은 죽어도 된다는 의미가 아니다. 2퍼센트 미만도 사망하면 안되니 사회를 틀어막고 확진자를 죄인으로 만들면서까지 검사와 격리에 과도한 자원을 집중할 필요가 있는지 다시 한번 돌아보자는 뜻이다. 교통사고 사망률이 높아도 자동차는 없애자고 하지 않는다. 비행기 사고는 사망률이 거의 100퍼센트이지만 아무도 비행기를 없애자고 하지 않는다. 음주운전이 위험하니 술을 모두 없애거나 5,000여 가지 유해물질이 포함되어 있고 온갖 종류의 암의 원인이 되는 담배 또한 없애자는 소리 하지 않으면서 유난히 코로나19에 대해서만 극심할 정도의 반응을 보이는 것은 왜인 것일까.

"대구 신천지 때는 정말 많이 죽고 의료가 마비되지 않았느냐?" 이렇게 반문할 수도 있지만, 그 때는 마스크를 안 썼던 때이다. 그 때는 바이러스의 존재조차 모르던 상태였다. 그 때와 비교하는 것은 공정하지 않다. 내가 이렇게 말해도 "전문가들이 무섭다는데 그쪽이 더 사실이겠지, 비전문가인 당신이 뭘 아냐?"

라고 할 것이다. 맞다. 나는 감염 전문가가 아니다. 하지만 이 것 하나만은 자신 있게 말할 수 있다. 그 전문가들보다 확진자를 적게 만나지는 않았을 거라고. 그들을 진료하고, 접촉하고, 억울한 이야기도 다 들어주고 함께 가슴 아파했다. 나는 코로나19 환자가 아닌 코로나19에 확진된 사람들을 만난 것이다.

코로나19 사태가 하루라도 빨리 끝나지 않기를 바라는 사람은 아무도 없을 것이다. 하지만 인간의 힘으로 바이러스를 완벽하게 막기는 어렵다. 백신이 얼마나 효과가 좋을지는 아직 모르지만 그 효과는 중증으로 진행하는 것을 막는 효과이지 감염을 막는 효과 면에서 마스크보다 못하되 부작용은 더 클 것이라는 것은 틀림없다.

현재 마스크 잘 쓰기와 손 씻기 이상으로 더 좋은 방법은 없다. 이 두 가지야말로 가장 좋은 방역수단이다. 검사 후 격리는 아주 약간의 차단 효과를 불러오는 반면 엄청난 피해자를 양산하는 체계이다. 마스크 잘 쓰고, 손 잘 씻고, 증상이 없거나 경미하면 검사를 받지 않는 게 낫다. 코로나19 시대 이전처럼, 코로나19를 몰랐던 때처럼 살면 과연 지금보다 사망자가 압도적으로 많이 발생할까? 그렇지 않을 거라고 생각한다.

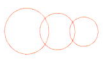

전 국민이
코로나19 확진자가 된다면?

선별진료소 근무가 길어지면서 이렇게 사는 게 무슨 의미가 있나 하는 생각까지 들었다. 더운 여름에도, 추운 겨울에도, 비가 와도, 눈이 와도, 열이 나서, 코로나19 확진자와 접촉해서, 특정지역에 살아서, 회사에서 검사를 하지 않으면 출근을 못하게 해서, 건물 안에도 못 들어가고 줄을 길게 선 채 바깥에 설치된 간이화장실을 이용하는 불편을 감수하는 대기 환자들을 볼 때마다 미안하고 죄 짓는 마음이 들어서 괴로웠다.

심지어 코로나19 사태 초기에는 한 명씩 만날 때마다 우주복 수준의 방호복을 입었다가 벗었다가 다른 환자를 진료할 때는 새로 갈아입었다. 다른 환자에게 감염될 위험을 줄이기 위해서였다. 이론적으로 맞는 이야기고, 가장 제대로 하는 방법이었다. 그런데 회사에서 확진자가 한 명 나오면 그 회사 직원 100~200명이 검사를 받으러 오는데 기존의 방법으로는 도무지 감당이 되지 않았다. 물자낭비일 뿐만 아니라 공급이 턱없이 부족하기도 했고 옷 갈아입다가 진짜 숨넘어가는 환자를 진료할 수도 없게 되었기에 이후 보호장구에 대한 부분은 완화가 되었다. 그래도 보호장구 착용은 일단 시간을 잡아먹는다는 차원에서 불편하다. 질병의 대부분이 감염과 관련이 있고 의료진은 어떤 환자를 만나든 감염을 보호하기 위한 행위를 해야 하는데 유독 코로나19에 대해서만 난리법석을 피우면서 천문학적인 돈을 쏟아 붓는 것도 이해가 되지 않았다.

어떤 지역에 확진자가 한 명 나왔다고 해보자. 일단 가족 간의 감염이 높으므로 가족은 사실상 거의 확진인 경우가 많다. 그러면 그 가족이 다니는 학교, 회사, 지역 등 모든 동선에 들어간 사람을 검사하라고 한다. 그들의 검사 결과가 나올 때까지 해당 지역은 초토화되는 것이다. 검사를 받아야 하는 사람들은 해당 지역 보건소나 병원 선별진료소의 위치와 운영시간을 확인한 후 검사를 받으러 간다. 하지만 검사를 받아야 하는 사람들이 한두 명이 아니기 때문에 전수조사 명령이 떨어진 다음에는 최소 두세 시간 대기는 각오해야 하고, 그 날 하루는 그냥 버려야 한다.

확진 판정을 받으면 우리 선별진료소 근무자들은 '잡혀간다'고 했는데 증상에 따라 생활치료센터나 병원 등으로 '잡혀' 간다. 잡아가기 위해 구급대나 보건소, 관공서에서 차량까지 보낸다. 연수원이나 기숙사에서 자가격리된 상태로 숙식을 해결한다. 숙식이 거저 되는 것이 아니니 세금으로 임대료, 인건비, 생활비 등이 지출된다. 증상이 있는 환자라면 치료비까지 들어간다.

　　이 모든 복잡한 행위들이 '확진자'와 '확진이 아닌 사람'을 구분하기 위해서이다. '확진자 수'를 어떻게든 늘리지 않기 위해 이렇게 힘든 일을 하는 것이다. 마스크 잘 쓰고, 손 씻기 잘 하면서 코로나19 사태 이전으로, 다들 그렇게 원하는 일상을 살아가며 격리도 검사도 거리두기도 안 해서 전 국민이 다 코로나19에 확진되면 어떻게 될까? 우리나라가 망하고 인구의 상당수가 사망하고 재난이 닥칠까? 선별진료소에서 1년 이상 근무한 나의 판단으로는 절대 그런 일은 생기지 않고 오히려 지금과 큰 차이가 없다는 것이다.

　　2021년 3월 22일 00시 기준, 코로나19 누적 확진자는 99,421명이고, 사망자는 1,704명이다. 치명률(사망자 수/확진자 수)은 남녀 공히 1.7퍼센트이다. 매일 이런 통계를 내는 일 자체가 인력과 국력의 낭비인 것 같다. 일주일에 한 번으로도 족하지 않을까 싶지만 나라가 국민의 안전을 위해 아무 것도 안하고 있다고 불만의 목소리를 낼 것이니 어쩔 수 없는 지도 모른다. 치명률을 살펴보면 다음표와 같다.

80세 이상 20.5퍼센트, 70대 6.38퍼센트, 60대 1.26퍼센트, 50대 0.31퍼센트, 40대 0.1퍼센트, 30대 0.05퍼센트, 20대 0.02퍼센트, 20세 미만은 한 명도 없다. 연령대별 인구 비율, 검사자 인구 비율, 확진자 인구 비율을 계산해야 하는 부분으로 정확한 계산은 전문가의 영역이지만 대략적으로 알기 쉽게 비교를 하겠다.

연령 구분(세)	확진자 비율(%)	해당 연령대의 사망자 비율(%)	치명률 (%)	2019년 사망자 중 해당 연령대 비율(%)	2017년 인구구성비(%)
80세 이상	4.68	56.04	20.5	47.0	65세 이상 13.8
70~79세	7.45	27.75	6.38	36.5	
60~69세	15.56	11.49	1.26		
50~59세	18.52	3.30	0.31	13.3	
40~49세	14.48	0.82	0.10		
30~39세	13.38	0.41	0.05	3.2	
20~29세	15.01	0.18	0.02		
10~19세	6.75	0	0		15세 미만 13.1
0~ 9세	4.17	0	0		

80세 이상 사망자 비율은 해마다 늘고 있다. 80세 이상까지 사는 경우가 점점 늘고 있다는 뜻으로 기대 수명이 점점 길어지고 있다는 의미이다. 80세 이상 사망이 전체 사망의 47퍼센트이

고 코로나19 사망 중 80세 이상 사망률이 56퍼센트다. 코로나19 때문에 사망한 건지 노환이나 다른 기저 질환으로 사망한 건지는 알 수 없는 일이다. 코로나19 확진자 중 해당 연령대의 사망자 비율을 보면, '2019년 사망자 중 해당 연령대 비율'보다 오히려 더 노년층에 쏠려 있다. 즉 전 국민이 코로나19에 확진되어 저 비율로 사망하면, 우리나라 평균 연령은 더 낮아진다는 뜻이다.

평균 연령이 낮아진다 하더라도 인구수가 급감하면 문제가 심각하므로, 코로나19를 적극적으로 막아야 한다. 사망률 1.7퍼센트가 전 국민 감염 상황에 적용되기는 어려울 것이다. 의료시설이 마비될 것이므로 환자들이 치료를 못 받고 사망할 가능성이 더 커지기 때문이다.

코로나19가 무섭다고 하는 이유 중 하나가 치료제가 없다는 것이다. 현재도 고군분투하며 중환자들을 치료하고 있지만 중증 환자들은 여러 가지 방법을 다 취해도 사망하는 경우가 많고, 치료가 필요하지 않은 환자는 쉬거나 감기약만 복용해도 회복이 된다. 치료의 기회조차 받지 못하는 환자들이 많아지는 것은 안타깝지만 전 국민이 다 감염되어도 1.7퍼센트의 사망률이 17퍼센트가 되지 않을 가능성이 더 크다. 언론의 조명을 받고 있지 못해서 그렇지 코로나19 환자 치료에 집중하느라 치료를 잘 받을 수 있는 환자들이 치료를 못 받고 사망하는 일은 부지기수다.

우리나라 인구가 5,200만 정도라고 하면, 1.7퍼센트가 사망하면 88만 명 정도가 사망하는 것이다. 56퍼센트가 80세 이상이므로 0~79세 인구 중 38만 명이 사망하는 것이고 0~69세 인구 중 14만 명이 사망하는 것이다. 암으로 사망하는 환자는 8만 명이 넘고, 자살 환자는 18,000명, 폐렴으로 사망하는 환자는 20만 명 정도 된다('코로나 사망 하루 4.3명, 자살 하루 28.7명'에서 이야기한 것과 수치가 약간의 차이가 있는데, 사망통계는 16개월을 기준으로 하고, 코로나19 사망은 첫 사망자가 발생한 이후 13개월을 기준으로 했으므로 정확하게 쓰기 어렵다. 대략적인 '자릿수'만 비교하기 바란다_저자 주). 예전에 폐렴으로 사망한 경우, 바이러스 검사를 정밀하게 하지 않는 경우가 많으므로 실제로 코로나19와 같거나 비슷한 바이러스에 의한 감염도 분명히 있었을 것이다. 그냥 모르고 넘어갔을 뿐이다.

노인의 생명이 젊은이의 생명보다 소중하지 않다고 말할 생각은 없다. 노인은 살만큼 살았으니 죽어도 되냐는 질문엔 단호하게 그렇지 않다고 대답한다. 생명은 소중한 것이고 어린아이든 젊은이든 노인들이든 공평한 치료를 받아야 한다.

다만, 학생들이 학교를 가지 못하고, 젊은이들이 취업을 못

하고, 생계에 위협을 느끼고, 많은 보건의료인이 코로나 검사에 동원되느라 진짜 환자를 돌보지 못하고, 교통사고 환자가 열이 난다는 이유로 치료를 못 받고, 자가격리자라는 이유로 죽어가도 어쩔 수 없고, 바이러스 확산을 막기 위해 사용했던 일회용품이 쌓이고, 락스와 알코올을 손을 비롯한 모든 물건들에 뿌리고 발라야 할 정도로 그 일이 옳은 일인지 모르겠다. 내 생각이 무조건 옳다고 주장하는 것이 아니다. 내 생각이 틀릴 수도 있다. 그저 코로나19 사태의 실상을 정확히 알고, 정보의 치우침이 없는 상태에서 판단해야 할 문제가 아닌가 싶다.

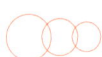

전 세계는 지금
기승전백신

결국 코로나19 사태의 마무리는 전 세계적으로 백신이란 수단으로 이루게 되었다. 다른 나라의 경우를 보면 마스크를 강제로 쓰게 하는 등 개인의 행동을 억압하는 것에 대한 반감을 가지고 있는 문화적 특성과 의료체계와 행정체계 등이 우리나라와 다르기에 코로나19를 통제하기 어려워서 백신 쪽으로 돌파구를 찾으려 한 게 아닌가 싶다. 게다가 백신을 개발할 수 있는 능력이 있는 제약회사는 대부분 유럽과 미국의 제약회사들이다. 코로나19 사태를 확산을 막고 통제를 하는 쪽에 가중치를 두고 판단하면 우리나라의 'K-방역'이 높은 점수를 받겠지만 가중치를 치료제나 백신 개발 쪽으로 둔다면 슬프지만 우리나라의 점수는 무척 낮을 것이다.

우리나라는 일 년이 넘는 시간 동안 검사하고, 격리하고, 희생하고, 협조했기에 그나마 방역의 신화를 이룰 수 있었다. 유럽이나 미국에서 투자한 인적 물적 심리적 자본보다 비교할 수 없을 정도의 투자를 했기에 사망률과 사망자를 낮추는 데 성공한 것이다.

아이러니한 사실은 이토록 잘해놓고도 천문학적인 외화를 들여 절대 다수의 국민들에게 코로나19 백신을 접종한다는 것이다. 결국 금전적 이득은 그들의 것이 되고 말았다. 재주는 곰이 넘고 돈은 사람이 번다더니 정말 딱 그런 꼴이다. 심지어 정부에서 그렇게 열심히 방역에 안간힘을 쓰는데 한 마디도 안 하고 가만히 있다가 백신 공급이 늦어질 기미가 보이고, 우리나라는 다른 나라들보다 덜 급하기 때문에 그랬다는 총리의 말 한마디에 벌떼같이 일어나 백신을 도입하지 않는 것이 정부의 꿍꿍이가 있기 때문이라고 단언하는 정치인들도 있다.

안타깝지 않다면 거짓말이다. 백신 없이도 우리나라는 방역을 잘 해왔는데, 힘들게 했음에도 불구하고 효과와 부작용을 알 수 없는 백신으로 마무리 지으려는 자들은 누구인가. 코로나19 전쟁에서 세계의 주도권을 쥐고 있는 서방 세계가 대승을 하게 되는 현실이 진짜 가슴을 칠 정도로 안타깝기 짝이 없다. 그런데 과연 백신 개발로 이 모든 일이 끝나게 될까?

앞에서도 이야기했지만 일 년 이상 코로나19를 겪으면서 이런 날이 언젠가 다시 올 수 있다는 생각을 하는 사람들은 거의 없는 것 같다. 이 사태가 어떠한 형태로든 끝나면 우리는 다시 행복한 일상을 찾을 수 있을 거라고 생각하는 것일까. 그만큼 지난 시간은 다시 이렇게 살라 하면 도저히 할 수 없을 정도로 모두에게 너무나 힘든 날들이었을 것이다.

2021년 3월 19일 기준으로 하루 평균 4.3명이 사망한 이 질환 때문에 각계각층에서 사상 초유의 일들을 많이 겪었다. 다들 뼈를 갈아 넣은 시간이었을 것이다. 정도의 차이는 있겠지만 평소와 똑같게 지내온 사람은 한 명도 없지 않았을까. 나라의 재정도 휘청했을 것이다. 일 년 동안 당연하다고 생각해 온 코로나19 관련 무료의료 및 비의료 서비스들은 사실 엄청난 돈이 필요한 것들이기 때문이다.

그런데 여기서 끝나지 않고 사망률 10퍼센트가 넘는 코로나22라는 더 독한 놈이 온다면 어떻게 될까? 지금보다 훨씬 더 심하게 제약을 받으며 살아야 한다면? 또 백신을 맞아야 한다면? 참고 견디는 사람들도 있겠지만 차라리 코로나22에 걸려 죽는 것이 낫겠다고 생각하는 사람들도 있을 것이다. 아마 가장 힘든 곳은 정부일 것이다. 선별진료소 운영, 무료 검사, 무료 치료, 무료 생활치료센터 입소 및 관리, 격리병상 확충, 자가격리자 관리, 무료 백신 접종. 이것을 고스란히, 아니 더 강하게 반복한다고 생각하니 저절로 고개가 절레절레 돌아간다.

빈대 잡으려고 초가삼간을 태울 순 없다. 그냥 빈대랑 사는 것이 더 나을 수도 있다. 코로나22, 코로나23, 코로나24가 안 생기면 좋겠지만 변이 바이러스 이야기도 나오는 것을 보면 다음에 새로운 바이러스가 또 나오지 않는다는 법도 없다. 내가 이 책을 쓰는 가장 큰 이유도 무엇이 잘못되었는지 알아야, 다음번에 대비를 더 잘할 수 있기 때문이다. 그런데 전문가들도 본인 관심 분야만 살피느라 무엇이 잘못되었는지 정확히 파악하지 못하고 있는 것 같다. 생각만으로도 끔찍하지만 언제 더 독한 놈이 나타날지 모른다. 그런 일은 절대 일어나지 않을 것이라고 장담할 사람이 있는가?

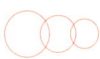

누가 봐도 공평하지 않은
거리두기 정책, 진짜 이유는?

나처럼 코로나19 때문에 이렇게 많은 에너지를 쏟고 전 국민이 희생할 필요가 없다고 생각하는 사람들이나, 코로나19는 무서운 질병이고 반드시 종식을 시켜야 하기 때문에 거리두기를 3단계, 아니 더 높은 단계로 올려서라도 집 밖으로 못 나오게 해야 한다는 사람들이나 공통적으로 인정하는 것이 한 가지 있다. 바로 거리두기 정책이 공평하지 않고 앞뒤가 안 맞는다는 것이다.

방역이란 말의 뜻이 '전염병을 막는다'이기 때문에 차단을 시키고 막는 것이 원칙이다. 지금도 몇몇 나라에서 이런 방법으로 차단해서 확진자 수를 줄이고 있다. 이것은 국민의 절대 다수가 농어업에 종사하는 나라, 또는 조선시대나 중세 유럽처럼 계급사회이거나 봉건 영주시대에나 가능한 정책이라고 생각한다.

'집 밖에 나가지 않고도 연명할 수 있는 사람들'은 이 사회에서 큰 혜택을 받고 사는 사람들이다. 일단 당분간 수입이 없어도 먹고 사는 데 큰 영향이 없어야 한다. 음식은 모두 배달시키고 집에서만 먹어도 사는 데 문제가 없는 정도가 되어야 한다.

전 국민이 집 밖에 나가지 못하게 되면 그 누구도 하루를 못 버틴다. '집콕'을 하고 배달음식과 시장 배송으로 연명하면 된다고 한다. 하지만 그 식재료를 집에서 만들 수는 없다. 논밭이나 농장, 공장에 출근을 해야 만들 수 있다. 배송은 드론이 해주나? 아니다. 물류업체에서 일하는 수많은 사람들이 있기 때문에 가능한 것이다. '비대면 시대'를 지탱하기 위해 '대면'을 감수하는 사람들은 생각보다 정말 많다. 방역 수칙을 위반하지 않고 '비대면'으로 살아가는 건 본인이 잘 나서가 아니라 본인 환경이 잘 나서이기 때문에 '그럴 수 있는 환경'에서 사는 것을 감사해야 할 일이다.

"시국이 이런데 무슨 사우나를 가고 술집을 가고 춤을 추러 다니고 공연을 보러 가냐?"

이런 말을 하며 해당 사업장에서 확진자가 나올 때마다 방문객과 사업주를 비난하는 사람들도 많다. 그러나 사업주의 입장에서 생각해본 적 있는가? 그들에게는 그것이 생존 수단이고 직업이다. 도둑질을 한 것도 아니고 강도짓을 한 것도 아니다. 합법적으로 나라의 허락을 받고 세금을 내며 떳떳하게 일하는 사회의 일원이다. 물론 과도한 음주와 이로 인한 2차 3차 문제들이 코로나19 사태에 조금 줄어든 건 좋은 일이긴 하지만, 불법이나 도덕적으로 비난받는 대상이 아닌 이상 그 업장에 내가 안 다니고도 잘 산다는 이유로 그 사람들을 비난해선 안 된다.

'필수 업종인지 아닌지'를 나누는 것부터가 주관적인 일이다. 그 정책을 결정하는 공무원들이 '본인들이 살아가는 데 필요한 업종인지 아닌지'를 가지고 판단한 것이지, 감염 위험성이 높고 바이러스 전파가 잘 되고 이런 것을 과학적으로 따져서 한 것이 아니라는 것은 누가 봐도 명백한 것이다. 만약에 이런 일들을 합리적으로 따지려 했다면 방역 당국에서 회의로 결정하지 말고, 각 직업의 대표자들을 다 불러 모으거나 적어도 '비대면'으로 회의를 한 후에 결정해야 했다. 2주일 동안 카페와 술집과 밥집의 문을 닫는 동안 공무원 월급도 주지 않겠다고 했다면 과연 이런 방역을 만들 생각을 했을까?

이런 면을 보면 우리나라는 조선시대 유교사상에 입각한 사농공상의 사상에서 완전히 벗어나지 못한 듯하다. 공부만 열심히 하면 된다는 사고방식이, 본인들은 아니라고 주장하겠지만 뼛속 깊은 곳에 박혀 있어서 해결이 안 되는 것이다. 이 세상의 모든 일을 집에서 컴퓨터와 인터넷으로도 가능하다고 생각하며 꽁꽁 옭아매도 세상이 잘 돌아간다고 믿기 때문에 이런 정책이 가능한 것이다. 너무 옭아매면 다들 밥을 굶을 것 같고 반발도 심할 것 같으니 어정쩡하게 찔끔찔끔 단계 조정을 하는 것이 아닌가.

다른 나라에서 단계를 확 올렸고 전염병의 기본은 감염경로 완전 차단이라는 주장은 국민 대다수가 농어업에 종사하면 가능하다고 앞에서 말했다. 조선시대나 대한민국 근대화 이전처럼 쌀농사를 지어서 곳간에 저장해 놓고 그것을 야금야금 꺼내서 먹어도 되는 시절이나 가능한 발상이다. 실제로 뉴질랜드에서 '록다운' 하는 것에 대해 부러워하는 사람들이 많은데 섬나라 등 특수 사정도 있지만 기본적으로 뉴질랜드가 농업과 목축업을 중심으로 하는 국가인 것도 한 몫 한다. 지금 우리나라에서 아무도 밖에 못 나가게 하면 나라가 하루도 안 돌아길 것이다.

중세 유럽이나 조선시대에 살아보지 않았고 역사에 해박한 것도 아니라 정확히는 알 수 없지만, 그 시절에는 전염병 차단을 위해 모든 사람의 이동을 금지하는 것이 가능했을 것 같다. 왜냐

하면 그 때는 '사람이 아닌 사람'이 존재했기 때문이다. 감염 경로, 병태 생리는 '사람'과 같지만 사실은 사람대접을 못 받고 '청소기', '수도꼭지', '세탁기', '자동차', '손수레'였던 사람들이 존재했다. 이들의 감염이나 죽음은 관심도 없었을 것이다. 본인들은 집 안에 가만히 있고 죽어도 되는 사람들은 죽어도 세지도 않았을 것이기 때문이다. 현대처럼 모든 사람들이 인권을 가지고 사회의 한 구성원으로서 살아가는 시대에서는 불가능한 방법이다.

다시 우리의 일 년으로 돌아와 보자. 논란거리가 너무 많아서 일일이 이야기하자면 끝도 없다. 확진자가 나오면 그 업장을 방역하는 것이 아니라 그 업종 전체를 닫게 한다거나, 가족 간의 감염이 심각하다면서 명절 연휴 때에도 가족들을 만나지 못하게 하더니 명절 연휴가 끝나기 무섭게 바로 그 다음날 "가족끼리 모이지 말라고 했던 지침이 과하다는 의견이 있어 가족 모임은 완화했다"고 한다. 이런 일은 셀 수 없을 정도로 많다.

불공정 거리두기의 끝판왕은 2021년 3월에 있었던 '여의도 백화점 개장' 사건이 아닐까 싶다. 개장 다음 날 차로 마포대교를 건널 일이 있었는데 타임머신을 타고 몇 년 전으로 돌아간 것 같았다. 일 년 동안 국내 어디서도 본 적 없는 장면을 보았기 때문이다. 여의도 봄꽃축제의 선을 넘어 세계불꽃축제일 같았다. 그

주말이 지난 후 보도된 기사들은 '코로나19로 위축된 소비 심리 되살아나', '매출 얼마, 기록 세웠다' 등의 제목을 달고 백화점 개장의 긍정적인 효과들만 부각되어 있었다. 아주 가끔 방역이 지켜지지 않아 우려하는 기사들도 있었지만 소수였을 뿐이다.

소상공인이 운영하는 식당이나 사우나에서 확진자가 나오면 대량 문자를 뿌려서 검사를 다 받으라고 하고 문을 닫을 정도로 망신을 주면서, 택시에 확진자가 나올 경우 승객을 파악하기 위해 현금으로 택시요금을 지불한 경우 전화번호를 적으라는 기상천외한 발상까지 하면서, 이 백화점에는 아주 가벼운 정도의 입장객 제한 이외에 아무런 조치도 없었다.

이 백화점의 개장으로 이런 부분들이 좀 더 이야기가 나온 것일 뿐, 그 전에도 확진자 발생시 동네 사우나와 동네 가게에 대한 태도와 호텔 사우나와 백화점 명품 매장 등에 대한 태도가 일관적이지 않았던 점은 많은 사람들이 불만을 가졌던 부분이다. '유전무죄, 무전유죄냐'라는 말이 나올 징도로 말이다.

왜 확진자 발생시 후속 조치가 다른 걸까? 대기업이나 고급 시설에는 유독 관대한 것일까? 정말 돈 때문일까? 코로나19가 진짜 무서운 질환이면 오히려 백화점이나 호텔 이용자들부터 가만히 있지 않았을 것이다. 서민들의 목숨은 소중해서 저렇게 철저하게 방역을 하고 '귀하신 분들'의 목숨은 소중하지 않아서 폐쇄도 안 하고 자유롭게 다니도록 하는 걸까? 이런 일이 의미하는 것은 코로나19가 '별로 무섭지 않은' 병이라는 뜻이다. 코로나19에 걸려 죽을 게 걱정됐다면 대기업이나 재벌관계자들이 먼저 사업장을 폐쇄하고 적극적으로 검사를 받지 않았을까?

코로나19 감염위험 판단 기준은 '친한 정도'

일 년간 우리 사회에서 있었던 '검사하고, 검사하고 또 검사해서' 확진자를 찾고, 격리시켜 감염의 고리를 차단하는 정책은 명백한 인권유린이었다. 우리나라뿐 아니라 전 세계적으로 '백신 사증(비자)' 등을 운운하며 어떻게든 봉쇄를 하려고 하니 나 한 명이 주장한다고 동의하지도 않겠지만 이것은 혐오와 인권유린이라고밖에는 말할 수 없다. 신기한 것이 LGBTQ(레즈비언, 게이, 양성애자, 트랜스젠더, 불명확한 성 정체성의 약칭으로, 일반적으로 성소수자들을 일컫는 말)나 난민 등 일부 사람들이 백안시하는 집단의 인권에 대해서도 관대하며 재난은 빈곤을 더욱 악화시킨다고 주장하는 초 진보성향 언론매체들도 코로나19 정책에 대해서는 놀라울 정도로 정부를 지지하고 있다. 코로나19 방역을 위해 자유를 제한하는 것은 당연하며 코로나19 감염이나 백신에 대해 가짜뉴스를 퍼뜨리는 사람들은 엄벌해 처해야 한다는 전체주의적 사고방식을 갖고 있는 것이다.

현재에도 흔히 쓰이는 '마녀사냥'이란 말은 중세 유럽에서 마녀재판 이후 마녀로 판정된 이들을 화형 등의 무자비한 방법으로 처형했던 데서 비롯된 것은 다들 알고 있을 것이다. 현대의 과학과 윤리적 기준으로 보았을 때 마녀라고 판정한 기준이 어처구니없었다는 것도 이미 알려진 사실이다. 그럼에도 마녀사냥이 이루어질 수 있었던 건 크게 두 가지 이유, '무지'와 '이득' 때문이었다. 지배 계층이 소위 '갑질'을 하고 싶은데 근거 없이 할 수는 없으니 당시 통용되는 상식 안에서 과학적, 윤리적 근거를 바탕으로 갑질을 했던 것이다. 과학이 발달하고 윤리적 기준이 바뀌고 인권이 향상된 현대 사회에서는 말도 안 되는 일이라고 생각할 것이다.

그렇다면 코로나19 사태는 어떨까? 중국에서 발생했다는 이유로 유럽이나 미국 등에서 동양인에 대한 무조건적인 혐오가 심해졌다. 코로나19 확진자를 대하는 우리의 태도를 보면 서양 여러 나라에서 벌어지고 있는 아시안 혐오가 남의 나라 일처럼 여겨지지만은 않는다.

바이러스는 눈에 보이지 않기 때문에 그동안 우리는 수많은 헛다리를 짚었다. 발열, 호흡기 증상이 있으면 잠재적 감염 가능자로 생각하고 병원은 물론 각종 건물 출입구에서부터 통제를 했다. 그런데 아뿔싸! 실제 증상이 있는 경우보다 증상이 없는데도 확진자와 접촉한 경우가 검사에서 양성이 나오는 경우가 더 많았다. 검사 건강보험 급여 기준(무료 검사 기준)도 초기엔 '증상이 있는 경우'였다가 이런 사실이 알려지자 무증상자에게까지 확대되었다. 그래도 거기까지는 좋았다. 문제는 증상이 없는 사람들이 더 많고 얼굴만 보고 확진자인지 아닌지 알 수가 없기 때문에 '뇌 피셜'에 의한 혐오와 차별은 더 심해졌다는 것이다.

일단 내가 아는 사람, 회사나 학교에서 매일 만나는 사람은 확진자일 가능성이 떨어지고 모르는 사람은 확진자일 수 있다는 생각이 전 국민의 머릿속에 자리 잡게 되었다. 실습 위주의 교육이 되어야 하는 교육기관들은 실습을 모두 취소하고 온라인 이론 수업으로 대체했고 꼭 필요한 경우가 아니면 신입사원도 채용하지 않았다. 같은 직장 동료나 같은 학급 학생이라도 같은 공간에서 먹고 자고 하지 않는 이상, 밖에서 어딜 다녀오는지 알 수가 없다. 코로나19 바이러스가 전혀 존재하지 않는 청정 공간에서 같이 먹고 자면 전혀 감염이 안 될까 싶기도 하지만 이 또한 장담할 수 없는 일이다. 코로나19 바이러스가 어느 한 점에서 출발해서 확산되었다고만 생각하는지, 최초 바이러스는 어디서 발생한 건지, 자생적으로 발생하거나 다른 바이러스가 변이될 수 있다는 생각 자체는 아예 하지 않는지 여러 가지로 궁금하고 안타까울 뿐이다.

인터넷 지역 커뮤니티에는 지역에서 확진자가 한 명 나올 때마다 신상 털어내기에 바빴다. 자녀는 있는지, 구체적으로 아파트 동 호수까지 밝히라고 하고, 어느 학교, 학원을 다니고 형제관계는 어떻게 되는지 샅샅이 파낸다. 심지어 보건복지부 홈페이지 국민신문고에도 너무나 당당하게 이런 글이 올라온다.

'확진자가 거주하는 동까지 밝히는 것은 방역효과가 없습니다. 더 자세히 밝혀야 합니다.'

어린 자녀들이 다니는 학교 학년 반, 학원 형제관계를 터는 것은 '어린이는 약자이고 감염에 취약하기 때문에, 내 아이와 내 아이 친구들, 우리 지역의 아이들을 보호하기 위해서'라는 미명으로 더 철저하게 이루어지고 있다. 악의를 가지고 하는 것이 아니다. 코로나19 확진자의 신상을 확실하게 터는 것이 확진자를 두 번 죽이는 행위라고 생각하지 않기 때문이다. 게다가 이것이야말로 방역 수칙을 철저히 지키는 길이며 코로나19 사태의 종식에 일조하기 위한 철저한 시민정신이라고 진실로 믿기 때문이다.

우리 병원에서도 방역을 핑계로 이태원이 있는 용산구 거주자, 여의도에 있는 OO빌딩에서 확진자가 나온 이후 직장이 여의도인 환자(고양시민 중 상당수일 것이다) 등에 대한 무차별적 의심이 있었다. 결과적으로는 진료를 다 받을 수 있었지만 그렇지 않은 환자들에 비해 진료실까지 들어가기 위한 장벽이 높았던 것은 명백한 사실이다. 이런 무차별적 의심의 가장 큰 문제는 낙인이나 혐오보다 '아는 사람인지 아닌지에 의한 차별'이다. 차라리 방역을 핑계로 모두 출입을 통제하면 바이러스도 확실히 차단하고 공평하기라도 한데 인정이 중요한 한국 사회에서, 수입이나 평판을 생각하지 않을 수 없는 병원에서, 이것은 불가능한 일이다.

확진자가 100명이 발생한 건물에 다녀온 사람이라도 우리 병원에서 중요한 역할을 하는 사람이고 방역수칙을 절대로 위반하지 않을 것처럼 여겨지면 프리패스인 것이다. 우리 병원이 소재한 지역에서 대규모 감염이 일어나도 이 지역 거주자는 우리 병원에서 진료를 받을 수 없다고 말할 수는 없을 것이다. 충성 고객들을 외면할 수도 없는 데다 병원의 역할 중 하나가 지역사회의 건강을 챙기는 일이기 때문이다.

서울의 한, 사무실과 학원이 많은 건물에서 확진자가 많이 나왔다. 그 날 이후 이 건물, 옆 건물, 길 건너 건물에 다녀간 사람들까지 모두 선별진료소를 거쳐서 동선 파악을 하고 필요하면 코로나19 검사를 시행한 후 진료를 받도록 했다. 물론 일부는 진료를 받지 못하고 돌아가기도 했다. 그런데 우리 병원에서 매우 높으신 분은 이 건물 바로 맞은 편 아파트에 거주하시는데 선별진료소를 거치거나 그 건물 근처에 사신다고 불이익을 받은 적은 없다. 그 분이 코로나19에 감염되었을 가능성은 거의 없을 것이다. 오히려 그 아파트 거주자들이 확진자가 입원했던 병원에서 일하는 분이 아니냐며 내심 불안해 했겠지만, 정작 그 아파트 주민들이 진료를 받으러 오면 선별진료소에서 복잡한 절차를 거친 후 들어가야만 했다.

하루는 우리 병원 주차장에서 유산균 음료를 파는 여사님이 선별진료소로 검사를 받으러 오셨다. 코로나19 이후 외부인의 출입을 철저히 막았기에 유산균 음료 배달을 못하게 해서 주차장에서 판매를 하고 계셨던 분이었다.

"아이쿠, 어떻게 오시게 되었어요? 확진자와 접촉하셨어요?"

"아뇨. 회사에서 당신의 판매장소가 병원인데 거긴 코로나

19로 위험한 곳이니까 검사를 받아야만 계속 일을 할 수 있다고 했어요."

이 순간 얼마나 부끄러웠는지 모른다. 잘 알지 못한다는 이유로 여사님을 의심했던 것이다. 어쩌면 같은 이유로 여사님도 우리를 의심했을지도 모르겠다. 어쩌다 우리가 이 지경이 되어버렸을까. 어느새 모두가 잠재적 코로나19 감염자가 되어 서로를 불신 섞인 눈초리로 바라보는 자들이 되어버렸으니, 참으로 민망하고 씁쓸한 일이다.

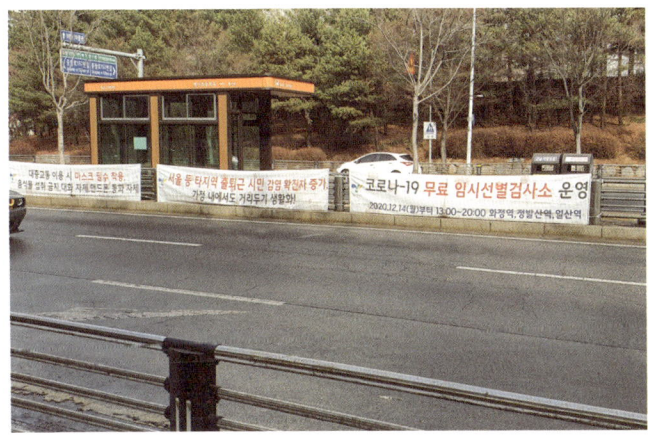

고양시와 서울을 연결하는 큰 도로인 '중앙로'에는 서울 등 타 지역 출퇴근 시민을 '감염원' 취급을 하며 갈라치기하는 현수막이 붙어 있다. 이재준 고양시장은 고양시의 코로나19 방역이 성공적이었다며 책까지 출간하였다. 매일 문자로 지속되는 지자체 간 방역경쟁은 타 지역을 불신하는 것에 대한 죄책감으로부터 자유로워지도록 우리를 세뇌시켰다.

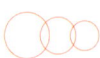

코로나19에 들어간 돈, 세상에 공짜는 없다!

경제학은 잘 모르지만 정책을 말할 때 크게 두 가지가 있는 것 같다. 나라의 개입으로 빈부 격차를 막고, 기본소득을 보장받고, 무료로 복지시설을 누리고, 아파도 돈이 없어서 병원에 가지 못하는 일이 없는 사회를 만드는 것이 옳다는 의견과 완전한 시장주의만이 경제 활동을 윤활하게 돌릴 수 있다고 주장하는 의견이다. 지나치면 극단으로 치우치듯 둘 다 적당히 취하는 것이 가장 좋을 것 같긴 하다. 완전한 시장경제주의가 옳다고 생각하는 이들은 남미의 여러 나라들을 예로 들면서 '나라에서 이렇게 계속 퍼 주기만 하면 국고가 바닥나서 망한다!'고 주장한다.

나랏돈으로 의료 혜택을 많이 누리고 공공시설을 잘 사용하며 기본소득이 필요하다는 것에 크게 반대하는 입장은 아니고 나라에서 계속 퍼줘서 망할 거라고 생각하지도 않지만, 코로나19 때문에 엄청난 나랏돈이 들어가고 있다는 것은 다들 좀 알았으면 좋겠다. 다음의 내용은 선별진료소에서 1년 동안 진료하면서 느낀 점들이다.

코로나19 RT-PCR 검사

검사 시약이나 시험관, 배지 등의 원가를 나는 모른다. 검사가 신기술이고 혈액형 검사나 빈혈 검사 같은 차원의 검사가 아니므로 비용이 많이 소요가 될 것이라고 추측할 뿐이다. 거리두기 2단계 이후 선별진료소의 코로나19 검사는 모두 급여처방을 하게 되어 있어 건강보험에 가입된 환자는 검사비를 따로 내지 않았다. 비급여로 하던 경우엔 검사 한 건당 약 7만 원 선이었다. 많다면 많고 적다면 적은 금액이지만, 검체 채취하고 운반, 분석까지 하는 데 1~2만 원으로 될 일이 아닌 건 맞다. 그런데 이걸 보건소나 임시검사소에서 무료로 하고 있다. 2021년 4월 1일 기준 7,747,303명이 검사했는데 절반 이상은 무료, 또는 건강보험 급여로 검사를 받았을 것이다. 즉 비용을 어디선가 보전 받는 것이다. 보건소나 임시검사소에서 근무하는 인원은 밤 9~10시까지도 하고, 휴일도 한다. 보건소 정규 직원만으로 배정이 어려웠을 것이니 인건비와 운영비도 적지 않게 들어갔을 것이다. 사실

비용도 비용이지만 770만 명분의 시험관이 어디에 어떻게 버려졌는지가 더 궁금하다. 3중 포장으로 용기해야 한다며 비닐봉지도 엄청 쓰고, 방호복을 입어야 한다며 일회용품도 상상을 초월할 만큼 엄청난 양을 버렸으니 그 비용까지 생각하면 그저 아득해질 뿐이다.

검사 통계와 방송

앞에서도 잠깐 언급한 적이 있지만 이 일은 매일 대통령 선거를 해서 집계 발표, 통계처리를 하는 것과 비슷하다. 이 일을 위해 추가 인력이 필요했을 것이고 비용 또한 만만치 않게 발생했을 것이다.

확진자 관리

확진자 치료는 모두 건강보험이다. 즉 내 주머니에서 내는 돈이 없다. 그래서 요양원에서 단체로 확진자가 발생하면 무증상이고 코로나19 치료보다 노인요양보호가 더 필요한 상황인데도 기를 쓰고 확진자 명단에 들어가서 병원 치료를 받으려고 한다. 요양원은 의료기관이 아니므로 비용을 내야 하지만 병원에 들어가면 코로나19 환자로 등록되어 비용을 내지 않아도 되기 때문이다. 실제로 코로나19 환자들 중에서 중환자실에서 호흡기 치료를 집중적으로 받아야 하는 중증 환자분들이 요양원 무증상 환자분들 때문에 치료를 못 받는 일이 많았다. 중증 환자분들은 치료를 잘 못 받아서 사망하고, 요양원 무증상 환자분들은 병원에 있다가 돌아가신다. 결론적으로 코로나19 사망환자에 양쪽 다 추가된다. 코로나19 환자 전담병원에서 진료를 하기 원하는 의사나 간호사들을 구하기가 쉽지 않아서 급여를 적지 않게 책정한다. 구하기 힘든 이유는 의사나 간호사들이 코로나19 환자를 진료하기 싫어해서가 아니다. 다른 병원에서 일하고 있는 사람들이 많고 취업대기자가 많지 않기 때문에 다니는 직장을 휴직하거나 그만두고 나와야 되는데 그 직장에서도 대부분 코로나19 사태로 이미 과로에 시달려 다른 곳에 가서 일 한다는 것이 민폐가 될 수 있기 때문이다.

확진자 중 무증상은 생활치료센터에 들어가는데 보통 금융회사 연수원이나 리조트 같은 곳을 임대해서 생활치료센터를 만든다. 자가격리를 해야 하니 수발하는 직원들이 많이 따른다. 식사도 침구도 다 제공한다. 중저가 호텔에서 지내는 수준이다. 이 또한 당연히 무료이다. 가고 싶어서 가는 곳이 아니기 때문이다. 확진자나 자가격리자들이 이송할 때는 보건소 차량이나 119 구급차를 이용한다. 119 구급차는 응급환자를 이송하라고 있는 것인데, 관용차처럼 되어 버렸다. 119 구급차가 아닌 사설 구급차를 이용하면 기본요금이 10킬로미터 당 일반구급차는 3만 원, 특수구급차는 7만 원 이상이다. 1킬로미터 당 비용도 1,000원 이상이다. 이것도 무료로 제공하고 있다.

재난지원금

재난지원금은 이미 많은 국민이 대부분 받은 것으로 알고 있다. 재난지원금이 고마웠던 이유는 어린이를 키우는 보호자들은 교과 선생님, 생활지도 선생님, 청소, 급식담당에 아이들 친구까지 하면서 원래 하던 일들을 해야 하는 초인적인 상황에 봉착했기 때문에 그에 대한 노고를 조금이라도 인정해 주는구나 싶었기 때문이다. 그런데 거리두기 단계가 오르면서 많은 업체가 타격을 받고 문을 닫았다. 여러 가지 형태의 재난지원금이 지급되었고, 지급될 예정이고, 가족 돌봄 휴가비용이라는 것까지 생겼다. 병 주고 약주는 것 같지만 재난전문가가 아니니 여기까지만 말하겠다. 코로나19 때문에 들어간 비용이 천문학적이라는 것을.

감사의 글

생각을 글로 표현하는 데 시간도 부족하고 글 쓰는 능력도 부족해서 중간에 여러 번 포기하고 싶었다. 누구도 시킨 적 없고 바라보는 사람 하나 없는, 오직 혼자만의 작업이었기 때문이다. 하지만 코로나19 사태를 겪는 동안 이 세상에 일어난 일을 기록으로 남겨두지 않는 일은 역사에 죄를 짓는 일이며, 함께 고생한 모든 이들에게도 실례가 되는 일이라고 생각했다. 그랬기에 포기하고 싶었지만 포기할 수가 없었다. 지난 1년 동안 우리 병원에서 일어났던 직원들 간의 분쟁, 갈등, 대립, 개별적으로 느꼈던 분노의 90퍼센트는 코로나19 사태가 없었더라면, 아니 어쩔 수 없이 코로나19 사태를 겪었더라도 기존의 일반적인 호흡기 바이러스 환자 지침에 따라 진료와 처치가 이루어질 수 있었더라면, 있지도 않았을 일들이라고 확신한다.

고마움을 표시하고 싶은 분들은 셀 수 없이 많지만, 이 책에 실린 내용들을 함께 경험하고, 화내고, 고생한 이들에게 가장 감사드리고 싶다. 나 또한 명지병원에 근무하지 않았었다면, 특히 명지병원 선별진료소에서 일하지 않았었다면 뉴스만 보고 코로나19의 실체를 머릿속으로 상상했거나 코로나19가 무서워 집 밖으로 한 발짝도 나오지 않고 살았을지도 모른다. 그렇기에 명지병원에서 근무할 수 있도록 허락해 주신 분들께 감사드리고 명지병원에서 일하는 것 자체가 감사한 일이다. 앞에서도 말씀드렸지만, 코로나19로 유명을 달리하신 분, 유가족들과 큰 피해를 입으신 분들께 깊은 위로의 말씀을 전한다.

제일 먼저, 명지병원에서의 근무를 허락한 이왕준 명지의료재단 이사장님께 감사드린다. 책에 나오는 모든 이야기들의 실제 주인공들인 응급의학과 전문의, 전공의들에게 감사함을 전한다. 김정숙 감염관리간호과장, 응급의료센터 박수영 팀장, 장혜민 팀장 외에도 일일이 이름을 열거하지 못해 죄송한 마음이다. 특히 재난 속에서도 몸을 사리지 않고 일해주신 간호사분들과 재난에 대해 고민하게 해 주신 장혜민 팀장님께 감사드린다.

궂은일도 마다않는 베테랑 응급의료센터의 1급 응급구조사 일동, 코로나19 환자 접촉 건수로는 의료진보다 훨씬 많았고 추위도 더위도 더 오래 견뎠을 응급원무팀 일동, 무한 반복 소독과 검체 이송을 담당한 조무사분들과 이송반 일동, 말로 다 할 수 없는 육체적 정신적 스트레스를 감내했던 응급센터 담당 보안요원 일동, 바이러스 노출에 사실상 가장 취약하나 폐기물을 처리하지 않을 수 없으며 감염보다 소독약으로 건강을 해치셨을 응급센터 담당 청소여사님들, 온 병원에 덕지덕지 붙은 발열딱지를 일일이 하루 종일 떼셔야 했던 청소여사님들, 입구에서 출입통제를 해주신 분들, 365일 24시간 RT-PCR 검사를 해 주신 진단검사의학과 일동, 가장 큰 역할을 하신 감염관리실 일동, 총무팀 그리고 고생하신 환자분들과 내가 다 알지 못하는 명지병원 내 모든 분들에 이르기까지 어느 한 사람 감사드리지 않을 분이 없다.

원고와 관련한 아이디어를 주고 사각지대에서 코로나19로 인해 일어나는 인권침해를 알려 준 친구들과 선후배들(학교, 동네, 마마요), 1년 여 기간을 분노 속에서 살아가는 나를 걱정하며 "말만 자꾸 하지 말고 책으로라도 써봐."라고 조언해주었던 배우자 김지웅, 그리고 하루 종일 코로나 이야기만 하느라 육아, 가사, 부모 봉양, 어느 것도 제대로 못 했어도 계속 응원해 준 김유곤, 김유민, 양가 부모님과 가족들, 아이들을 돌보아 주신 이모할머니께도 감사의 마음을 전하고 싶다.

책 한 권을 쓸 수 있었던 것은 나의 능력이 좋아서가 아니다. 다행스럽게도 운이 좋아서 가족에게 큰일이 일어나지 않았고 다들 건강하게 가정을 든든히 지탱해주었기 때문이다. 아직도 끝나지 않은 코로나19 사태에 더 이상 그 누구도 몸과 마음이 무너지지 않기를 바라는 마음이 간절하다.

2021년 4월 고양시 꽃우물(花井)에서 서주현

학교를 폐쇄했다.

김유민

음.... 일단 코로나로 피해를 본 사람 top3를 뽑아봤다.
3위는 아마도 의사들 일뿐일거다.
2위 자영업자들 이다. 사실은 전에도 물론 다 잘 살진
않았겠지만 지금 보단 잘 살았을 것이다.
음.... 자영업자들은 대기업이 아니기 때문에
피해를 2배 더 많이 받았을 것이다.
이제 대망의 1위다. 바로 학생들이다.
이것은 제목만큼 피해가 가장 클것이다.
특히 1학년들은 첫 학교이기 때문이다.
그래도 지금은 1,2학년 들은 매일간다. 1년동안 배워야할
것을 5월로 개학연기 8월로 개학연기 이러다 가
온라인 비대면 수업으로 진행되었다.
그리고 학교에서 배울수 있는 것은 2가지다.
1. 공부. 비대면 수업은 학교 만큼은 아니지만 공부는 어느 정도
됐을 거다.
2. 바로 사회성이다. 1학년은 유치원을 안 갔었던 학생도
있었을 것이다. 그러니 당연히 사회성이 부족할수 밖에없다.
친구를 사귀고 그 친구와 얘기도 하고 같이 노는것이
사회의 첫길이라고 할수 있다.

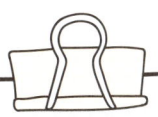

-청소해주시는 분께-
요즘 많이 힘드시죠?
사람들이 여기저기 스티커를 붙이고
쓰레기도 많죠? 코로나걸리실까봐
걱정돼실텐데....
아프신곳에 이 파스를 붙이면 나을거에요.
항상 감사해요.
　　　　화이팅!

　　　　　-서주현 외 다달 육민 올림-

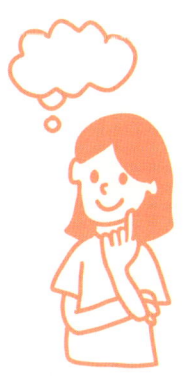

코로나19, 걸리면 진짜 안 돼?

초판 1쇄 발행일　　2021년 6월 1일
초판 3쇄 발행일　　2021년 12월 27일

지은이　서주현
펴낸이　유성권
편집장　이재선
기 획　유지인
마케팅　임태완, 김호철, 최성규, 정명한, 김모란, 한태수, 박소영, 김지현, 김현정, 김채환
판 형　130*190 mm

펴낸곳　범문에듀케이션
출판등록 2011년 1월 3일 제 2011-000001호
주소 서울시 양천구 목동서로 211 범문빌딩 (우 07995)
전화 02)2654-5131　　**팩스** 02)2652-1500
홈페이지 www.medicalplus.co.kr

ISBN 979-11-5943-265-1
ⓒ 서주현, 2021

*잘못된 책은 교환하여 드립니다.
*책값은 뒤표지에 있습니다.
*이 책은 저작권법에 의해 보호를 받는 저작물이므로 무단 전재와 복제를 금합니다.

아침사과는 ㈜범문에듀케이션의 건강 실용서 브랜드입니다.